Kohlhammer

Der Autor

Prof. Dr. phil. Ralf T. Vogel ist Psychoanalytiker und Verhaltenstherapeut, Dozent, Supervisor und Lehranalytiker, u. a. am C. G. Jung Institut München, und arbeitet in Ingolstadt in freier Praxis für Psychotherapie und Supervision. Er ist Gründungsmitglied des Internationalen Netzwerks für Forschung und Entwicklung in der Analytischen Psychologie (infap3), Mitglied verschiedener wissenschaftlicher Beiratsgremien, gehört der Redaktion der Zeitschrift *Analytische Psychologie* an und hält eine Honorarprofessur für Psychotherapie und Psychoanalyse an der Hochschule für Bildende Künste in Dresden. Im Kohlhammer Verlag ist er Herausgeber der Reihe *Analytische Psychologie C. G. Jungs in der Psychotherapie* und Autor verschiedener Fachbücher zum Thema, z. B. *C. G. Jung für die Praxis* (2016), *Das Dunkle im Menschen – Zum Schattenkonzept der Analytischen Psychologie* (2015) oder *Individuation und Wandlung* (2017).

Ralf T. Vogel

Analytische Psychologie nach C. G. Jung

Verlag W. Kohlhammer

Für Sabine

Dieses Werk einschließlich aller seiner Teile ist urheberrechtlich geschützt. Jede Verwendung außerhalb der engen Grenzen des Urheberrechts ist ohne Zustimmung des Verlags unzulässig und strafbar. Das gilt insbesondere für Vervielfältigungen, Übersetzungen und für die Einspeicherung und Verarbeitung in elektronischen Systemen.

Pharmakologische Daten verändern sich ständig. Verlag und Autoren tragen dafür Sorge, dass alle gemachten Angaben dem derzeitigen Wissensstand entsprechen. Eine Haftung hierfür kann jedoch nicht übernommen werden. Es empfiehlt sich, die Angaben anhand des Beipackzettels und der entsprechenden Fachinformationen zu überprüfen. Aufgrund der Auswahl häufig angewendeter Arzneimittel besteht kein Anspruch auf Vollständigkeit.

Die Wiedergabe von Warenbezeichnungen, Handelsnamen und sonstigen Kennzeichen berechtigt nicht zu der Annahme, dass diese frei benutzt werden dürfen. Vielmehr kann es sich auch dann um eingetragene Warenzeichen oder sonstige geschützte Kennzeichen handeln, wenn sie nicht eigens als solche gekennzeichnet sind.

Dieses Werk enthält Hinweise/Links zu externen Websites Dritter, auf deren Inhalt der Verlag keinen Einfluss hat und die der Haftung der jeweiligen Seitenanbieter oder -betreiber unterliegen. Zum Zeitpunkt der Verlinkung wurden die externen Websites auf mögliche Rechtsverstöße überprüft und dabei keine Rechtsverletzung festgestellt. Ohne konkrete Hinweise auf eine solche Rechtsverletzung ist eine permanente inhaltliche Kontrolle der verlinkten Seiten nicht zumutbar. Sollten jedoch Rechtsverletzungen bekannt werden, werden die betroffenen externen Links soweit möglich unverzüglich entfernt.

1. Auflage 2018

Alle Rechte vorbehalten
© W. Kohlhammer GmbH, Stuttgart
Gesamtherstellung: W. Kohlhammer GmbH, Stuttgart

Print:
ISBN 978-3-17-028678-8

E-Book-Formate:
pdf: ISBN 978-3-17-028679-5
epub: ISBN 978-3-17-028680-1
mobi: ISBN 978-3-17-028681-8

Geleitwort zur Reihe

Die Psychotherapie hat sich in den letzten Jahrzehnten deutlich gewandelt: In den anerkannten Psychotherapieverfahren wurde das Spektrum an Behandlungsansätzen und -methoden extrem erweitert. Diese Methoden sind weitgehend auch empirisch abgesichert und evidenzbasiert. Dazu gibt es erkennbare Tendenzen der Integration von psychotherapeutischen Ansätzen, die sich manchmal ohnehin nicht immer eindeutig einem spezifischen Verfahren zuordnen lassen.

Konsequenz dieser Veränderungen ist, dass es kaum noch möglich ist, die Theorie eines psychotherapeutischen Verfahrens und deren Umsetzung in einem exklusiven Lehrbuch darzustellen. Vielmehr wird es auch den Bedürfnissen von Praktikern und Personen in Aus- und Weiterbildung entsprechen, sich spezifisch und komprimiert Informationen über bestimmte Ansätze und Fragestellungen in der Psychotherapie zu beschaffen. Diesen Bedürfnissen soll die Buchreihe »Psychotherapie kompakt« entgegenkommen.

Die von uns herausgegebene neue Buchreihe verfolgt den Anspruch, einen systematisch angelegten und gleichermaßen klinisch wie empirisch ausgerichteten Überblick über die manchmal kaum noch überschaubare Vielzahl aktueller psychotherapeutischer Techniken und Methoden zu geben. Die Reihe orientiert sich an den wissenschaftlich fundierten Verfahren, also der Psychodynamischen Psychotherapie, der Verhaltenstherapie, der Humanistischen und der Systemischen Therapie, wobei auch Methoden dargestellt werden, die weniger durch ihre empirische, sondern durch ihre klinische Evidenz Verbreitung gefunden haben. Die einzelnen Bände werden, soweit möglich, einer vorgegeben inneren Struktur folgen, die als zentrale Merkmale die Geschichte und Entwicklung des Ansatzes, die Verbindung zu anderen

Methoden, die empirische und klinische Evidenz, die Kernelemente von Diagnostik und Therapie sowie Fallbeispiele umfasst. Darüber hinaus möchten wir uns mit verfahrensübergreifenden Querschnittsthemen befassen, die u. a. Fragestellungen der Diagnostik, der verschiedenen Rahmenbedingungen, Settings, der Psychotherapieforschung und der Supervision enthalten.

Harald J. Freyberger (Stralsund/Greifswald)
Rita Rosner (Eichstätt-Ingolstadt)
Günter H. Seidler (Dossenheim/Heidelberg)
Rolf-Dieter Stieglitz (Basel)
Bernhard Strauß (Jena)

Inhalt

Geleitwort zur Reihe 5

Zur Einführung 11

1 Ursprung und Entwicklung des Verfahrens 15

2 Verwandtschaft mit und Abgrenzung zu anderen Verfahren 21

3 Wissenschaftliche und therapietheoretische Grundlagen .. 24
  3.1 Grundsätzliches 24
  3.2 Das Konzept des dynamischen und geschichteten Unbewussten 27
    3.2.1 Die Struktur des Unbewussten 27
    3.2.2 Die Archetypen 29
  3.3 Das Selbst 32
  3.4 Die Grundfunktionen 35
  3.5 Die Finalität 38
  3.6 Die Gegensatzstruktur der Psyche und Ganzheit ... 43
  3.7 Die Komplextheorie 47
  3.8 Die Idee der Individuation 53
    3.8.1 Zur Theorie der Individuation 53
    3.8.2 Der Individuationsprozess 55
    3.8.3 Persona und Schatten 59
    3.8.4 Anima und Animus 68
  3.9 Jungs »Energetik der Seele« 71

3.10	Die Analytische Psychologie, die »gehobenen Emotionen« und die Liebe	73
3.11	Die Analytische Psychologie und das Bild	76
	3.11.1 Das Bild als unmittelbarer Ausdruck des Seelischen	76
	3.11.2 C. G. Jung auf der Biennale in Venedig.....	83
3.12	Tod und Ewigkeit – Thanatopsychologie und Religionspsychologie	84

4 Kernelemente der Diagnostik 89

4.1	Allgemeines zur Diagnostik in der Analytischen Psychologie	89
4.2	Eine Jung'sche Psychodynamik	90

5 Kernelemente der Therapie 94

5.1	Vorbemerkungen	94
5.2	Der Wert des Symbolischen	96
	5.2.1 Die ›symbolisierende Einstellung‹	96
	5.2.2 Symboltheorie und therapeutische Arbeit mit Symbolen	97
5.3	Die Arbeit in und mit der therapeutischen Beziehung	100
5.4	Therapeutische Traumarbeit	103
	5.4.1 Traumtheorie und -praxis in der Analytischen Psychologie	103
	5.4.2 Amplifikation	107
5.5	Aktive Imagination	111
5.6	Maltherapie	117
5.7	Sandspieltherapie	120
5.8	Therapeutisches Arbeiten mit Märchen und Mythen	122
5.9	Therapie im höheren Lebensalter	125
5.10	Der Therapeut im Blickwinkel der Analytischen Psychologie	128

6	Klinisches Fallbeispiel	131
6.1	Grundsätzliches zu Falldarstellungen	131
6.2	Frau A.: Kontaktaufnahme und Anamnese	132
6.3	Biographische Angaben	134
6.4	Erste (jungianische) psychodynamische Hypothesen zu Beginn der Therapie	136
6.5	Auszüge aus dem Behandlungsverlauf	136
6.6	Abschließende Würdigung	143
7	Hauptanwendungsgebiete	145
7.1	Allgemeines	145
7.2	Störungsspezifische Ansätze	148
8	Settings	149
8.1	Einzeltherapie mit Erwachsenen	149
8.2	Einzeltherapie mit Kindern und Jugendlichen	149
8.3	Gruppentherapie	151
8.4	Paar- und Familientherapie	153
9	Therapeutischer Prozess und therapeutische Beziehung	155
10	Wissenschaftliche und klinische Evidenz	159
11	Institutionelle Verankerung	162
12	Infos zu Aus-, Fort- und Weiterbildung	165
13	C. G. Jung in der Literatur und im Netz	167
Literatur		169
Sachwort- und Personenverzeichnis		187

Zur Einführung

Diesem Band als Teil einer Buchreihe mit dem Titel »Psychotherapie kompakt« ist zunächst die vielleicht überraschende Information vorauszuschicken, dass es sich bei der Analytischen Psychologie nicht primär um ein psychotherapeutisches Verfahren handelt. Vielmehr haben wir es mit einer traditionsreichen, aber durchaus modernen, vorwiegend geisteswissenschaftlichen Denkrichtung zu tun. Sie hat als einem ihrer Anwendungsbereiche auch ein psychotherapeutisches Verfahren mit verschiedenen theoretischen Grundlagen, deren praktischen Implikationen und daraus abgeleitet auch therapeutischen Einzel-»Techniken« entwickelt. Die Beschäftigung mit dem Unbewussten und das in der Analytischen Psychologie nach wie vor behauptete Ringen um die menschliche *Seele* (die nicht in der Psyche als dem persönlichen Innenraum des Einzelnen aufgeht) machen – auch erkenntnistheoretisch – die respektvolle Anerkennung von Opakem (d. h. nicht vollständig durch eine operationalisierende Definition Bestimmbarem), Unwissbarem und Unverfügbarem notwendig, denn »Die klassischen Nachweise des Unbewussten gehören alle der Kategorie des ›Stolperns‹ an. Das Unbewusste lässt sich nicht logisch beweisen« (Hillman 2016, S. 53). Diese mangelnde exakte Operationalisierbarkeit vieler seiner Kernbegriffe war dem Schweizer Psychiater und Psychologen C. G. Jung (1875–1961) wohl bewusst, wenn er etwa meinte: »Die Sprache, die ich spreche, muss zweideutig bzw. *doppelsinnig* sein, um der psychischen Natur mit ihrem Doppelaspekt gerecht zu werden. Ich strebe bewusst und absichtlich nach dem doppelsinnigen Ausdruck, weil er der Eindeutigkeit überlegen ist und der Natur des Seins entspricht« (Jung 1972, Briefe Bd. II, S. 283f). Den Vertretern der Analytischen Psychologie (aus Lesbarkeitsgründen wird die männliche Form benutzt, in der Hoffnung, die weiblichen Leserinnen nicht abzuschrecken) ist sehr wohl bewusst, dass die Begriffe, die sie zur Veranschaulichung ihrer »Landkarte der Seele« (Stein 2000) benutzen, nicht immer auf operationalisierbare Realitäten verweisen und notwendigerweise vorläufig und spekulativ sein müssen. Sich der »psychologischen Differenz« (Giegerich 1994, 2017) zwischen Seelisch-geistigem und Persönlichem stets bewusst, lassen wir für die Konzeption einer Psychotherapie pragmatisch dieses Wissen aber temporär außen vor, nehmen die Konzepte als brauchbare Heuristiken, ja versuchen gar von Zeit zu Zeit, ihnen in objektivierender Forschung auch im Sinne der vorherrschenden positivistischen Wissenschaftlichkeit einen Platz zuzuweisen. Auch wenn Jung selbst nicht müde wurde, sich – in teilweise sogar selbstbeschränkender Manier – als Empiriker zu bezeichnen (wobei der Empiriebegriff im ausgehenden 19. und beginnenden 20. Jahrhundert ein viel breiterer war, als es heute der Fall ist), gilt: Seine Konzepte leiten sich stringent aus der abendländischen Philosophiegeschichte ab und haben ihren Ursprung in der Naturphilosophie, bei den Vorsokratikern, v. a. bei Heraklit (520–460 v. Chr.). Schopenhauer, Nietzsche, Schleiermacher und Klages sind u. a. als als moderne Inspirationsquellen Jungs zu nennen, und ebenso gibt es deutliche Parallelen (wenn auch gleichzeitig einige Unterschiede) zu nicht wenigen Facetten der existenzialistischen Philosophie (die Nähe der jungianisch ausgerichteten Psychotherapie zur Existenziellen Psychotherapie (Yalom 2000) wird auch in diesem Buch an vielen Stellen deutlich werden). Bzgl. moderner philosophischer Strömungen besteht zwischen einigen Grundkonzepten der Analytischen Psychologie und der modernen Philosophie der Lebenskunst (Schmid 2016) eine hohe Affinität. Psychotherapie im Sinne der Analytischen Psychologie stellt sich also dar als eine in einer engen zwischenmenschlichen Beziehung angewandte »Klinische Philosophie« (Yalom 2005, S. 44), und Jung räumt bereits 1925 ein, dass »wir Psychotherapeuten eigentlich Philosophen oder philosophische Ärzte sein sollten oder schon sind, ohne es wahrhaben zu wollen« (Jung 1943, GW16 § 181).

Ein solch umfangreiches, über 100 Jahre altes Lehrgebäude wie das der Analytischen Psychologie in einem schmalen Bändchen zusammenzufassen, stellt sich als nahezu unmögliches Unterfangen dar. Schon allein das ausgedehnte Gesamtwerk, die drei voluminösen Briefbände, und ein Autobiographie-ähnliches Buch sowie zahlreiche Mitschnitte und Protokolle von Seminaren C. G. Jungs überall auf der Welt machen dies deutlich. Seit der ersten Generation nach Jung wurden dessen Theorien und Konzepte zudem kontinuierlich weiter ausdifferenziert, kommentiert, weiterentwickelt und verändert. Hinzu kommt eine ganze Reihe teilweise recht empfehlenswerter Einführungsliteratur – wie es auch überhaupt anzuraten ist, sich Jung nicht gleich durch das Studium seiner Originalschriften, sondern zunächst über Vermittlung und Erläuterung anzunähern (▶ Kap. 13). In der BRD, weltweit und besonders in den USA gibt es bis heute eine rege Arbeitstätigkeit um Jungs Werk herum. Da die vorliegende Schrift Teil einer wissenschaftlichen Buchreihe ist, wird auch ein verstärkter Akzent auf den Wissenschaftsfaktor im engeren Sinne gelegt. Dies ist umso wichtiger, als der Analytischen Psychologie immer wieder eine ernsthafte Wissenschaftlichkeit abgesprochen wurde. Um dem entgegenzuwirken, wird zum einen mit Bezügen auf aktuelle psychotherapeutische und psychologische Forschung nicht gespart. Zum andern wird aber immer wieder versucht deutlich zu machen, welcher Art Wissenschaft die Analytische Psychologie zuzurechnen ist, also welche erkenntnistheoretischen Grundlagen sie ausmachen.

Die Analytische Psychologie gehört – wie zahlreiche andere tiefenpsychologische oder humanistische Denkrichtungen – zu den psychologischen und psychotherapeutischen Lehrgebäuden mit einer eindeutigen, charismatischen und wohl auch genialen Gründerfigur. Trotzdem kam es bereits zu Lebzeiten Jungs zu heftigen Diskussionen zwischen ihm und einigen seiner Schülerinnen und Schüler, die seine Ansichten zwar zum eigenen Ausgangspunkt machten, sie aber nicht eins zu eins und unkritisch übernahmen. Rasch entwickelte sich daraus eine fruchtbare Heterogenität auch innerhalb der Analytischen Psychologie. In manchen zentralen Aspekten der Analytischen Psychologie ist Jung heute zwar der historische Vordenker, hat aber nicht mehr das ›letzte Wort‹. Das vorliegende Buch geht grundsätzlich von den Gedanken des Gründervaters selbst aus, ergänzt sie aber in vielen Belangen durch die Erkenntnisse der nächsten Generationen. Manche Widersprüche bleiben dabei unerwähnt, insgesamt wird eine eher komplementäre Sicht auf die unterschiedlichen Auffassungen in dem weiten Feld der Analytischen Theorie und Praxologie vertreten.

Zur Einführung

Um dem riesigen Ausmaß des jungianischen Schaffens wenigstens ansatzweise Rechnung zu tragen, wurden – neben der Notwendigkeit von Zusammenfassungen, Kürzungen und Weglassungen – nach den meisten Hauptkapiteln ein paar möglichst aktuelle Literaturangaben aus dem deutschsprachigen oder angloamerikanischen Raum zum Weiterstudium angefügt. Die Zitate Jungs wurden mit den jeweiligen Jahreszahlen ihres Erscheinens versehen, um eine historische Einordnung zu ermöglichen. Die dadurch im Literaturverzeichnis zusammengetragene stattliche Liste Jung'scher Aufsätze kann daneben einen Überblick über die enorme Breite seines Gesamtwerks verschaffen. Die kursive Schrift in manchen Zitatstellen ist von Jung selbst jeweils so vorgenommen. Bezug ist durchgehend die Studienausgabe der Gesammelten Werke aus dem Walter Verlag.

Zum weiteren Studium:

Kast, V. (2016a) Die Dynamik der Symbole. Grundlagen der Jung'schen Psychotherapie. Ostfildern: Patmos

Singer, J. (1994) Bounderies of the Soul. The practice of Jung's psychology. New York: Anchor Books

Stein, M. (2000) C. G. Jungs Landkarte der Seele. Eine Einführung. Ostfildern: Patmos

1 Ursprung und Entwicklung des Verfahrens

Die Analytische Psychologie ist die aus den Werken C. G. Jungs abgeleitete und weiterentwickelte Theorie des Seelenlebens des Menschen mit ihren vielfältigen Anwendungen. ›Jungianisch‹ meint in diesem Zusammenhang ebenfalls das Gebiet der Analytischen Psychologie, das sich allerdings nicht mehr nur auf Jungs umfangreiches Gesamtwerk, sondern auf dessen Fortschreibung v. a. in den Sozial- und Geisteswissenschaften bezieht. Der seltener benutzte Terminus der ›Komplexen Psychologie‹ stammt ebenfalls von Jung und meint das Gleiche. Im deutschsprachigen Raum finden wir schließlich auch noch die Bezeichnung ›Psychoanalyse nach C. G. Jung‹. Auch der Terminus ›Tiefenpsychologie nach C. G. Jung‹ ist gebräuchlich (z. B. Kast 2014c), wie überhaupt außerhalb Deutschlands der Begriff Tiefenpsychologie oft eher mit Jung als mit Sigmund Freud in Verbindung gebracht wird, während es in Deutschland die ›Tiefenpsychologisch fundierte Psychotherapie‹ als verwaltungstechnischen Begriff des Krankenkassenwesens gibt.

C. G. Jung wurde 1875 (dem Geburtsjahr u. a. auch von Rainer Maria Rilke und Thomas Mann) in Kesswil, einem kleinen Ort am Bodensee im Schweizer Kanton Thurgau als Pfarrerssohn geboren. Nach durchaus konflikthafter Kindheit und Jugend studierte er in Basel Medizin und wählte als Kompromiss zwischen seinen medizinischen und philosophischen Interessen die Psychiatrie als sein Fachgebiet. Um 1900 wurde er Assistent des damals wahrscheinlich einflussreichsten Psychiaters Eugen Bleuler. Jung kannte wohl sämtliche Werke Sigmund Freuds, zu einer persönlichen Kontaktaufnahme kam es allerdings erst 1906, als Jung schon zentrale Konzepte seiner Psychologie in ihren Grundzügen entworfen hatte. Freud war zunächst von seinem jungen Kollegen begeistert und Jung sah in Freud einen väterlichen Mentor. Von 1910 bis 1914 war Jung Präsident der Internationalen Psychoanalytischen Vereinigung, der Bruch mit Freud erfolgte allerdings bereits 1912 mit der ersten umfassenden Darstellung seiner eigenen psychologischen Gedankenwelt (Wandlungen und Symbole der Libido). Die darin enthaltene Kritik an Kernkonzepten Freuds wie etwa der Libidotheorie, aber auch persönliche Unvereinbarkeiten der beiden Männer führten 1913 zur endgültigen Aufgabe der persönlichen und fachlichen Beziehungen.

Um die Entstehungsgeschichte der Analytischen Psychologie zu skizzieren, genügt es nicht, die Darstellungen ihres Begründers C. G. Jung nachzuzeichnen. Auch wenn Jungs Biographie und die Konzeption seiner zentralen Entdeckungen eng miteinander verwoben sind (Bair 2005) gilt doch: Zahlreiche grundlegende Konzepte wurden bei genauerer Betrachtung nicht von Jung ›erfunden‹, sondern von ihm vielmehr in den geistesgeschichtlichen Strömungen vorwiegend Europas und Asiens entdeckt und (tiefen-)psychologisch aufgearbeitet. Mindestens vier Entwicklungsstränge sind zu berücksichtigen, um eine adäquate Einordnung der Geschichte der Analytischen Psychologie vornehmen zu können. Es sind dies:

- der geistesgeschichtliche,
- der philosophische,
- der psychologisch-psychoanalytische sowie schließlich
- der psychiatrisch-naturwissenschaftliche Zugang.

Dabei ist Letzterer in Jungs Werdegang als anfänglich und vorübergehend zu bezeichnen.

1904 veröffentliche C. G. Jung, damals Oberarzt in der psychiatrischen Klinik von Eugen Bleuler (1857–1939), zusammen mit seinem damaligen psychiatrischen Assistenten Franz Beda Riklin (1878–1938) erstmals über das sog.»Assoziationsexperiment«, eine experimentalpsychologische Methode, die psychologiegeschichtlich bis zu solch großen Namen wie Francis Galton, Wilhelm Wundt oder Emil Kraepelin im 19. Jahrhundert zurückzuverfolgen ist (Jung und Riklin 1904, GW2). Das inzwischen als Wortassoziationstest (WAT) bezeichnete

Vorgehen steht bis heute Pate für zahlreiche psychometrische Testverfahren und aktuelle Forschungen zeigen seine Position im Kanon moderner klinischer (Test-)Diagnostik (v. Uffelen 2017). Es besteht aus (in der jungianischen Form 100) Reizwörtern, zu denen spontan Assoziationen erfolgen sollen. Diese werden inhaltlich, bzgl. zusätzlicher Störungsmerkmale und anhand der Reaktionszeit notiert und psychophysiologische Begleitparameter werden u. U. zusätzlich gemessen. In einem zweiten Durchgang wird dann die Übereinstimmung mit den ersten Antworten betrachtet. Das Experiment, das zunächst in gut psychologischer Manier an gesunden Probanden erprobt wurde, diente Jung zum experimentellen Nachweis der Verdrängungshypothese der Psychoanalyse, v. a. aber zum Auffinden sog. intrapsychischer ›Komplexe‹ (s. u.) und ist als erster experimenteller Beitrag zu einer »Empirie des Unbewussten« (Meier 1994) zu betrachten. Die Hypothese dazu ist, dass, wenn ein ansonsten unverfängliches, alltägliches Wort (Kopf, grün, Wasser, Stechen) einen solchen Komplex aktiviert, sich dies in einer verlängerten Reaktionszeit und psychovegetativen Veränderungen äußert. Der Wortassoziationstest ist von jungianischen Wissenschaftlern gut beforscht (Schlegel und Zeier 1982), wird an jungianischen Ausbildungsinstituten bis heute gelehrt und findet immer noch Anwendung in forscherischen und therapeutischen Zusammenhängen (Kast 1999). Für Jung bedeuteten seine Veröffentlichungen zum Assoziationsexperiment erste wissenschaftliche Anerkennungen und internationales Renommee, was etwa seine Einladung zu einer Vorlesung zum Assoziations-Thema an die Clark University in den USA bereits im Jahre 1909 aufzeigt.

Trotz dieses auch im heutigen, streng-empirischen Sinn gültigen ersten Forschungsansatzes Jungs hat die Analytische Psychologie in der akademischen Psychologie – mit wenigen, an Einzelpersonen gebundene Ausnahmen – keinen Platz gefunden und wird dort heute allenfalls noch im historischen Kontext oder als Fußnote erwähnt. Anders ist das in vielen anderen universitären Fakultäten, wo die Konzepte Jungs und seiner Nachfolger von maßgeblichen Vertretern des jeweiligen Faches, etwa in der heutigen Germanistik (Bishop 2009), der Philosophie (z. B. Hauke 2003), der Kunstwissenschaft (z. B. Madden 2016) oder auch der Medizin (z. B. Frick 2009) rezipiert und weiterentwickelt werden.

1 Ursprung und Entwicklung des Verfahrens

> **Exkurs: C. G. Jung und der Nationalsozialismus**
>
> Seltener werdend, aber noch immer anzutreffen ist die skeptische Betrachtung des Werks C. G. Jungs mit der Begründung seiner vermeintlichen Nähe zum Nationalsozialismus. Tatsächlich gibt es um die Zeit der nationalsozialistischen Machtergreifung herum einige schriftliche und mündliche Aussagen Jungs, die sich auf unentschuldbare Art und Weise nationalsozialistischer Gedanken annähern. Gleichzeitig scheint Jung auch nicht gesehen zu haben, dass seine Psychologie, wie alle anderen großen Denkgebäude auch, einer politischen Instrumentalisierung ausgesetzt werden könnte. Spätesten seit 1936 distanzierte sich Jung schließlich von den Nationalsozialisten, 1939 wurden seine Schriften ebenfalls auf die ›Liste des schädlichen und unerwünschten Schrifttums‹ der verbotenen Bücher gesetzt. Jung war, das zeigen die inzwischen umfangreichen historischen und biographischen Studien, sicher kein Nazi oder Antisemit. Dies wird nicht zuletzt in den Auseinandersetzungen mit seinen engen jüdischstämmigen Mitarbeitern Aniela Jaffé (1903–1991) und Erich Neumann (1905–1960) deutlich. Trotzdem bleiben seine Äußerungen aus dieser Zeit und auch sein späterer Umgang mit denselben (eine förmliche Entschuldigung blieb aus) ein Stachel in der Befassung mit seiner Theorie. Umgekehrt führte Jungs Verhalten in der analytisch-psychologischen Community aber auch zu einer im Vergleich zu vielen anderen psychologischen Denkschulen äußerst differenzierten und sich immer weiterentwickelnden Auseinandersetzung mit den historischen Bedingtheiten des gesamten analytischen Denkgebäudes, zur beständigen Reflexion der Beziehung zwischen Werk und Autor und zu einer besonderen Sensibilität bzgl. ihrer Missbrauchsmöglichkeiten (vgl. z. B. Metzner und Lesmeister 2001). In jüngerer Zeit gehört dazu auf internationaler Ebene auch die sensible Beachtung der aus dem Ende des 19. Jahrhunderts stammenden Sprache des Gründungsvaters, besonders wenn es um seine Ansichten bzgl. farbiger und indigener Bevölkerungsgruppen ging, die heute den Zugang zur Analytischen Psychologie erschweren können.

Die Analytische Psychologie in ihrer heutigen internationalen Aufstellung ist nicht ein homogenes Gebilde. Vielmehr gibt es, wie in anderen altehrwürdigen psychologischen Traditionen, so etwas wie theoretische ›Schulrichtungen‹, wenn diese auch, etwa im Vergleich zu manchen Kontroversen innerhalb der Freud'schen Community, weitgehend friedlich-koexistent nebeneinanderstehen und eher Schwerpunktsetzungen des theoretischen Interesses sind. Im Allgemeinen werden diese Orientierungen in eine Archetypische Psychologie, eine Entwicklungspsychologische Psychologie, in eine Klassische Psychologie und bisweilen noch in eine Übertragungsorientierte Psychologie unterteilt (z. B. Polly-Eisendrath und Dawson 1997). Eine aktuelle Entwicklung ausgehend von Grundsatzschriften C. G. Jungs, der »Archetypischen Psychologie« von James Hillman und v. a. dem international renommierten Berliner Psychoanalytiker Wolfgang Giegerich formuliert, in der Weiterführung des Jung'schen Schwerpunkts der Arbeit an und in der ›Inneren Welt‹, das Wesen der (Analytischen) Psychologie als »Disziplin der Innerlichkeit« (Sandovall und Knapp 2017). Sie stellt sozusagen das ›radikalste‹ Verständnis und die ›radikalste‹ Weiterentwicklung Jungs dar. Psychologie und Psychotherapie, verstanden als »die nach innen gerichtete Suche entlang einer vertikalen Achse, eine ›Innenforschung‹ anstelle einer Erforschung von äußerem, historischem und horizontalem Geschehen« (Hillman 2016, S. 8), ermöglicht der Analytischen Psychologie ein aus sich selbst heraus entwickeltes, genuines Verständnis von Psychologie und Psychotherapie neben den Entwicklungen in Natur- und Geisteswissenschaft und Philosophie.

Zum weiteren Studium:

Bishop, P. (2014) Carl Jung. London: Reaction Books
Evers, T. (1987) Mythos und Wirklichkeit. Eine kritische Annäherung an C. G. Jung. Hannover: Junius Verlag
Jaffé, A. (Hg.) (1968) Aus Leben und Werkstatt von C. G. Jung. Zürich: Rascher.
Metzner, E., Lesmeister, R. (2001) »Der neue Mensch«. C. G. Jungs Denken im Spannungsfeld esoterischer Erneuerungsideen und faschistischer Ideologie. Anal. Psychol. 32/2, S. 138–157

Sandovall, J.M., Knapp, J.C. (Hg.) (2017) Psychology as the Discipline of Interiority. London: Routledge

v. d. Tann, M., Erlenmeyer, A. (1993) C. G. Jung und der Nationalsozialismus. Texte und Daten, im Auftrag der Dt. Ges. f. Anal. Psychol., erweiterte Auflage.

2 Verwandtschaft mit und Abgrenzung zu anderen Verfahren

Die Analytische Psychologie steht in ihrem Kern in geisteswissenschaftlicher und philosophier Tradition und nimmt nur zu Erläuterungs- und Ergänzungszwecken (heute bisweilen auch aus Gründen der Rechtfertigung im Krankenkassensystem) Kontakt zu statistisch-naturwissenschaftlich ausgerichteten Forschungsbereichen auf. Der Hauptunterschied zu allen kognitiv-verhaltenstherapeutischen Therapierichtungen ist also ganz grundsätzlich, bereits auf der Ebene der Wissenschaftstheorie anzusiedeln (▶ Kap. 3), wenngleich auf pragmatischer Ebene einzelne therapeutische Methoden der Analytischen Psychologie durchaus anschlussfähig sind.

Im Allgemeinen wird v. a. im deutschsprachigen Gebiet die Analytische Psychologie der Psychoanalyse zugeordnet, ja nicht selten (z. B. im bundesdeutschen Krankenkassenwesen) als eine ihrer Unterformen dargestellt. Innerhalb der Vertreter der Analytischen Psychologie gibt es allerdings einen breiten ›Range‹, der von einer totalen Identifikation mit der Psychoanalyse auf der einen und dem Bestehen auf einer höchst eigenständigen tiefenpsychologischen Therapie- und Theorierichtung auf der anderen Seite reicht. Die einschlägigen Monographien der Psychoanalyse selbst weisen ihrerseits die Analytische Psychologie, etwa im Gegensatz zur Selbstpsychologie, nicht als unter das Dach der Psychoanalyse gehörig aus. Mertens (2005) etwa benennt die Analytische Psychologie überhaupt nicht, Kutter und Müller (2008) erwähnen Jung kurz, gehen aber auf keinerlei Beitrag der Analytischen Psychologie zur psychodynamischen Theorie und Praxis ein und auch bei List (2009) findet die Analytische Psychologie bei der Aufreihung der »Psychoanalytischen Schulen« (S. 137ff) keine Erwähnung. Dies ist einerseits bedauerlich, da so die Erkenntnisse der Analytischen Psychologie eher isoliert bleiben und kaum Eingang in die Diskussion des psychoanalytischen Mainstreams finden können. Bei genauer Betrachtung des analytischen Gesamtkanons allerdings wird deutlich, dass dies aber durchaus verständlich ist, auch wenn grundlegende ›Leitsätze‹, wie etwa die zentrale Rolle unbewusster Prozesse und die unumgehbare Veränderungsrelevanz zwischenmenschlicher Beziehungen, auf eine große Schnittmenge hinweisen.

Auf praktischer Ebene besteht der zentrale Unterschied jungianisch-psychotherapeutischen Arbeitens zur modernen Psychoanalyse in der durch das unterschiedliche Menschenbild geprägten therapeutischen Haltung und dem weitaus breiteren Methodenkanon. Während die Psychoanalyse quasi ›monomethodisch‘ den Fokus ihres Tuns nahezu ausschließlich auf das Arbeiten in und mit Übertragung und Gegenübertragung richtet, haben die jungianschen Therapeuten mit ihren zusätzlichen imaginativen und diversen kreativen Methoden und ihrer elaborierten Traumtherapie eine breitere Methodenvielfalt zur Verfügung (▶ Kap. 5). Auch wird die Möglichkeit der Einleitung eines therapeutischen (analytischen) Prozesses nicht stark an äußere Variablen wie etwa die Stundenfrequenz oder die Therapiedauer geknüpft, so dass hier eine größere Flexibilität möglich ist. Dies gilt auch für die Bereitschaft der Analytischen Psychologie, auf dem Boden ihres Welt- und Menschenverständnisses Kenntnisse und Methoden anderer therapeutischer Richtungen zu integrieren, so dass manche Autorinnen und Autoren die Analytische Psychologie gar als Prototyp einer Integrativen Psychologie konzipieren (Müller und Müller 2018).

Die therapeutische Haltung ist die zur Praxis gewordene Grundeinstellung des Therapeuten zum Seelischen und zum (seelischen) Leiden schlechthin. Die Unterstellung einer Symbolhaftigkeit und einer Sinnhaftigkeit aller Erscheinungen (und damit auch der psychischen Symptomatik) durch das Vertrauen auf die Entwicklungstendenz der Psyche und ihrer Fähigkeit zu Kompensation und Komplementarität führen zu einer zurückhaltenden, raumgebenden Grundhaltung. Diese Haltung beschreibt James Hillman (2017, S. 30) als »Sich-Zurückziehen, statt dem anderen entgegenzutreten (...), damit der andere sich öffnen und sprechen kann« und vergleicht diese mit dem Begriff des Zimzum der jüdischen Mystik. Der Einsatz therapeutischer Methoden erfolgt deshalb vorsichtig und zögerlich sowie ohne die Absicht, mittels eines forcierten therapeutischen ›Machens‹ Fortschritte erreichen zu wollen (▶ Kap. 5.1). An verschiedenen Stellen weist Jung dazu auf den mittelalterlich-alchemistischen Terminus des »deo concedente« hin (z. B. Jung 1946, GW16 § 386), um zu veranschaulichen, dass der heilsame therapeutische Prozess auch von Kräften abzuhängen vermag, die die Interventionsmöglichkeiten des Therapeuten weit überschreiten und die eher in Begriffen der Fügung oder des Schicksals zu fassen sind (Vogel 2014).

Was die Verwandtschaft der Analytischen Psychologie mit anderen therapeutischen Richtungen und Verfahrensweisen anbelangt, so sind hier also neben den psychoanalytischen v. a. auch die humanistischen psychologischen Traditionen zu nennen, es gibt aber auch Überschneidungen mit so heterogenen Ansätzen wie etwa der Kunsttherapie oder der modernen Schematherapie (s. u.).

3 Wissenschaftliche und therapietheoretische Grundlagen

3.1 Grundsätzliches

Die Grundlagen des analytisch-psychologischen Denkens und Arbeitens wurzeln tief in der abendländischen (v. a. der griechischen Antike und der Romantik) und z. T. auch ostasiatischen (v. a. dem Daoismus) Geistesgeschichte. Die wissenschaftliche Tätigkeit innerhalb der Analytischen Psychologie befasst sich teilweise sehr akribisch mit diesen unterschiedlichen Geistesströmungen in Jungs Werk und entwickelt die Verbindungen etwa zwischen Philosophie und Tiefenpsychologie und die dort zur Anwendung kommenden Begriffe beständig fort (z. B. Ferrell 2016). Als solche zunächst philosophischen Begriffe, die auch eine grundlegende Sicht auf den Menschen transportieren, beanspruchen sie ihre Gültigkeit und sind v. a. durch kultur-, sozial- und geisteswissenschaftliche Methoden in konkrete Anwendungsbereiche übertragen worden. Als Kernelemente der Analytischen Psychologie haben zu gelten (Vogel 2016a):

- das Konzept eines dynamischen und geschichteten Unbewussten
- die Psychologie des Selbst
- die psychischen Grundfunktionen
- das Prinzip der Finalität
- die Gegensatzstruktur der Psyche
- die Komplexpsychologie
- die Idee der Individuation

3.1 Grundsätzliches

Sie bilden in gut (klinisch-)philosophischer Manier »den Begriffsrahmen (...), mit Hilfe dessen wir uns selbst verstehen und über uns nachdenken können« (Bordt 2015, S. 17). Alle diese Grundlagenkonzepte haben seit ihrer Herleitung und Beschreibung durch C. G. Jung allerdings auch Erweiterungen und Veränderungen erfahren, ohne aber den generellen Boden des durch sie umrissenen (therapeutischen) Menschenbildes zu verlassen. Jung benutzte in diesem Zusammenhang immer wieder den Terminus ›Weltanschauung‹ (Jung 1943, GW 16 § 173ff). Wie jede Psychologie, so fußt auch die Analytische Psychologie auf einer solchen, die durch ihre maßgeblichen Kernbegriffe umrissen ist. Modern formuliert versteht man unter einer Weltanschauung »nicht nur das, was jemand über seine Welt denkt, sondern die Gesamtheit des komplexen Bezugs eines Menschen zu seiner Welt, in dem nicht-sprachliche Empfindungen, Grundstimmungen, Emotionen, Erlebnisse und Erfahrungen ebenso enthalten sind wie theoretische Annahmen über die Welt und das Leben« (Bordt 2015, S. 20). Im vorliegenden Band können diese Wurzeln nicht detailliert dargestellt werden. Vielmehr soll in den folgenden Kapiteln die Möglichkeit gegeben werden, sich einen Gesamteindruck über diese Grundlagen zu verschaffen.

Deutlich wird bei obiger Auflistung der Kernelemente aber auch, dass die Analytische Psychologie zwar unbestritten in das weite Feld der Tiefenpsychologie einzuordnen ist, dass aber ihre ausschließliche Zugehörigkeit zur Psychoanalyse, wie sie v. a. in der BRD vertreten wird (▶ Kap. 1), durchaus angezweifelt werden darf. Viele der Grundkonzepte der Analytischen Psychologie verweisen nämlich in ihren fundamentalen Menschenbildannahmen eher auf humanistische Philosophien und Psychologien. Besonders gilt dies bzgl. des von Jung als fundamental für seine Psychologie vorgestellten und aus der griechischen Philosophie entnommenen Prinzips der ›Entelechie‹, das alle sieben hier aufgezählten Kernkonzepte durchzieht: »Das Therapiekonzept Jungs baut auf die natürliche Entfaltungstendenz eines jeden Lebewesens, auf die Entelechie. Es setzt auf die Fähigkeit zu wachsen, sich zu entwickeln, auf die Fähigkeit zum Überwachsen der Probleme durch eine immer differenziertere Entfaltung der besonderen Gestalt, auf die eine jede und ein jeder von uns angelegt ist« (Riedel und Henzler 2016, S. 15). Die Entelechie ist, wie das am Ende dieses Kapitels dargestellte und mit ihr verwandte Konzept der Finalität (▶ Kap. 3.5) und das des Gegensatzprinzips der Psyche (▶ Kap. 3.6), die Klammer, die Jungs Grundvorstellungen umschließt. Es wird aber auch deutlich werden, dass die Kernkonzepte nicht im eigentlichen Sinne in sich geschlossene theoretische Konzepte sind. Vielmehr weisen sie zahlreiche Überschneidungen auf, gehen ineinander über und bedingen einander. Auf die Opazität der jungianischen Begriffswelt wurde im Einleitungskapitel bereits hingewiesen. Sie gilt auch und in erster Linie für die Kernbegrifflichkeiten, die sich sämtlich operationalisierenden Definitionsversuchen entziehen, da diese den Begriffen zwangsläufig immer wesentliche Teile aberkennen würden. Evers (1987) weist auf den eschatologischen Charakter Jung'scher Begriffsbildungen hin, die im eigentlichen Sinne nur in Grenzsituationen erfahrbar seien. So sind die zentralen Konzepte innerhalb der jungianischen Community auch beständig im Fluss, sie unterliegen einer andauernden, lebhaften Diskussion und über die ganze jungianische Fachwelt hinweg sind wahrscheinlich kaum einfache Konsensbildungen über ihre genaue inhaltliche Beschreibung möglich. Diese bisweilen schwierige Tatsache schützt andererseits die jungianischen Kernkonzepte weitgehend vor einer impliziten Normativität, wie sie Begriffen manch anderer Therapierichtungen eigen ist (Schmid 2016).

Zusammen bilden die jungianischen Grundbegriffe eine umfassende Lehre über das Sein des Menschen und seine Stellung in der Welt, die den Vergleich mit anderen großen Welt- und Menschenbildsdarstellungen in der Geistesgeschichte nicht zu scheuen braucht. Dabei hatte Jung, trotz seines bisweilen recht selbstbewussten Auftretens, immer auch die Relativität seiner Psychologie im Blick, als eine Sichtweise, neben der auch andere ihren Wert und ihre Berechtigung behalten, denn: »Die Annahme, es gäbe nur eine Psychologie oder nur ein psychologisches Grundprinzip, ist eine unerträgliche Tyrannei des pseudowissenschaftlichen Vorurteils von Normalmenschen« (Jung 1921, GW6 § 60).

3.2 Das Konzept des dynamischen und geschichteten Unbewussten

3.2.1 Die Struktur des Unbewussten

Die Analytische Psychologie stellt, wie die anderen tiefenpsychologischen Schulrichtungen auch, die Anerkennung mächtiger unbewusster Kräfte im Inneren einer jeden Person ins Zentrum ihres Verständnisses vom Menschen und bewegt sich damit im Kontext der Denkweise v. a. der europäischen Romantik. Alltagspsychologisch und auch psychotherapeutisch ist das Studium unbewusster Vorgänge deshalb so bedeutsam, da ein unzureichender Zugang zum Unbewussten immer die Gefahr von Projektionen mit sich bringt. Darunter versteht die Analytische Psychologie das Hinausverlagern eigener unbewusster und meist auch abgelehnter Selbstanteile nach Außen auf ein Objekt in der Welt, meist einem anderen Menschen, aber durchaus auch ganze Kollektive, Tiere, Institutionen etc. Die Rücknahme von Projektionen und die – nunmehr bewusste – Reintegration projizierter Persönlichkeitsanteile ist somit erklärtes Ziel jungianisch-tiefenpsychologischen Arbeitens. Dabei postuliert die Analytische Psychologie, ebenfalls angelehnt an Vorgängerkonzepte der Romantik, aber auch eng an klinische Erfahrungen sowie durchaus im Einklang mit neurowissenschaftlichen Erkenntnissen (vgl. Panksepp 2004), ein sog. Schichtenmodell der Psyche von einem ›persönlichen‹ Unbewussten hinab in kollektive und ›objektive‹ Bereiche (▶ Abb. 1).

Es handelt sich hier bei genauerer Betrachtung eigentlich um ein doppeltes Schichtenmodell menschlichen Daseins, das uns in die tiefsten Tiefen unserer Individualität und unserer Allgemeinheit führt. Die eine Schichtenfolge vollzieht sich vom Vergangenen zum Zukünftigen, denn im Unbewussten befinden sich Niederschläge früherer Erfahrungen, augenblicklich nicht bewusst Erfasstes, wie auch »alles Zukünftige, das sich in mir vorbereitet und später erst zum Bewusstsein kommen wird« (Jung 1946a, GW8 § 382). Die zweite Schichtenfolge betrifft die Abfolge »vom konkret-subjektiven zum allgemein-objektiven Gehalt des Unbewussten« (Vogel 2016a, S. 40). Während die

3 Wissenschaftliche und therapietheoretische Grundlagen

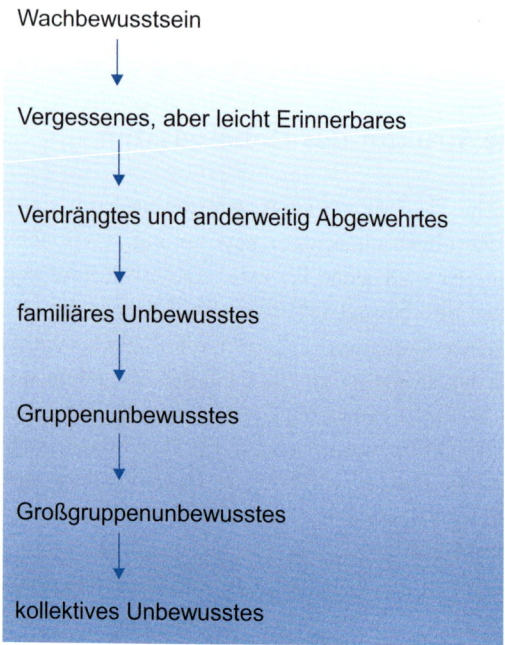

Abb. 1: Das Schichtenmodell des Unbewussten

Schicht des persönlichen Unbewussten sich weitgehend mit dem klassischen psychoanalytischen Konzept des Unbewussten deckt und hier auch der Hauptanteil der dem Menschen zu schaffen machenden Komplexe (▶ Kap. 3.7) anzusiedeln ist, gehen die weiteren Erkenntnisse Jungs über diese klassische Konzeption hinaus. Die Idee des familiären und des Gruppenunbewussten besagt, dass nicht nur Einzelmenschen, sondern auch ganze menschliche Zusammenschlüsse Abwehrleistungen vollbringen können und quasi in einem unbewussten Konsens dann von keinem Gruppenmitglied mehr eine Spur dieses gemeinsam Abgewehrten bewusst bleibt. Sog. »Familiengeheimnisse«, etwa ein stattgefundener Missbrauch oder eine abscheuliche Tat eines Familienmitglieds, sind dafür beredte Beispiele und tauchen in der tiefenpsychologischen Spurensuche immer wieder auf. Aber auch wirkliche Großgruppen, etwa Nationen oder Volksgruppen, sind zu diesen Abwehrleistungen in

3.2 Das Konzept des dynamischen und geschichteten Unbewussten

der Lage. Wie in der Individualpsychologie, so wird auch hier durch komplexe Abwehrprozesse dafür gesorgt, dass das Unerinnerbare außerhalb der eigenen Bewusstwerdung bleibt. Das Gruppen- und v. a. Großgruppenunbewusste enthält aber auch bereits, neben dem Abgewehrten, die Summe des von der Gruppe in deren Historie Erlebten und nicht selten ›ohne Worte‹ und unbewusst an die nachfolgenden Generationen Weitergegebenen. Noch eine Schicht tiefer fand Jung, v. a. während seiner Arbeiten mit schwer psychosekranken Menschen, seiner Traumstudien und seiner ethnologischen Studien, völlig überpersönliche, nicht mehr vom jeweiligen Individuum bestimmte, deshalb ›objektive‹ Seelenanteile. Nach Ansicht vieler Jung-Rezipienten macht diese »strukturalistische Theorie kulturell universaler Bilder und ihrer psychischen Dynamik«, die Theorie des Kollektiven Unbewussten und seiner Inhalte, also den »Kern seiner Theorie« aus (Brumlik 1993, S. 128) aus. Diese universalen Bilder spielen in der Lebensausrichtung des Menschen die entscheidende Rolle und schließen jeden einzelnen an das gesamte Menschengeschlecht an. Ihre Motive nannte Jung, wie nicht selten ausgehend von Kant (Jung 1921, GW6), die Archetypen:

> »Vom Unbewussten gehen determinierende Wirkungen aus, welche unabhängig von Übermittlung, in jedem einzelnen Individuum Ähnlichkeit, ja sogar Gleichheit der Erfahrung sowohl wie der imaginativen Gestaltung gewährleisten. Einer der Hauptbeweise hierfür ist der sozusagen universale Parallelismus mythologischer Motive, die ich wegen ihrer urbildlichen Natur Archetypen genannt habe«. (Jung 1936, GW9/I § 118).

Wir Menschen leben, meist ohne dass dies uns bewusst ist, immer auch ein ›archetypisches‹ Leben, d. h., Aspekte unseres Erlebens und Handelns sind archetypisch geformt und finden ihre Parallelen in den Mythen und Märchen der Menschheit.

3.2.2 Die Archetypen

Die Archetypenpsychologie ist im eigentlichen Sinne die ›Seelenlehre‹ der Analytischen Psychologie und muss im Lichte der oben bereits genannten »psychologischen Differenz« gesehen werden. Das kollektive Unbewusste ist nicht mehr Teil eines persönlichen Innenlebens des

Menschen, es steht diesem vielmehr gegenüber, umfasst es und drückt sich in ihm aus (Giegerich 1994). Archetypen sind, so Jung, »nicht inhaltlich, sondern bloß formal bestimmt«, sie sind »eine a priori gegebene Möglichkeit der Vorstellungsform« (Jung 1936, GW9/1 § 155), sie sind numinos, unanschaulich und nicht wirklich erkennbar. Inhaltlich bestimmbar »ist ein Urbild nachweisbar nur, wenn es bewusst und damit mit dem Material bewusster Erfahrung ausgefüllt ist« (ebd.) Hier nähert sich Jung an Emanuel Kants ›Ding an sich‹ an (Kant 2015), das sich einer objektiv-wahrheitssuchenden Wissenschaft entzieht und höchstens der Hermeneutik zugänglich sein kann. Allerdings zeigen sich die Archetypen eben in den sog. »archetypischen Bildern«, deren genaue Ausgestaltung zwar kulturell und auch persönlich überformt sein mag, deren grundlegendes Motiv aber interkulturell und interpersonell gleichbleibend ist. Typische archetypische Bilder sind etwa die Darstellungen der »Großen Mutter«, des »Alten Weisen« oder auch des »Wegs des Helden«.

Das Konzept des Archetypus wurde und wird über weite Teile seiner Rezipienten missverstanden und sorgte in seiner oberflächlichen Kenntnisnahme für wissenschaftliche Skepsis. Die gleichzeitig in der Esoterik-Szene aufblühende, manchmal inflationäre Nutzung des Archetypenbegriffes tat das ihrige, um die Jung'sche Psychologie in die Nähe spekulativer und spiritistischer Konzepte zu stellen. Tatsächlich ist das Archetypenkonzept ein zutiefst empirisches:

> »Nach Jungs Verständnis sind Archetypen angeborene Muster des Erlebens und Verhaltens (...), sie sind sozusagen apriorische Formen der Wahrnehmung und Organisation von Welterfahrung des Menschen, das heißt, sie steuern das Erleben des Menschen in seiner Umwelt. (...) Sein Archetypenkonzept besagt, dass Menschen schon bei der Geburt mit einem umfassenden Wissen sowie einer Art und Weise, wie sie psychisches Erleben organisieren, ausgestattet sind. Diese Ausstattung der Psyche manifestiert sich im Lebenslauf in typischen menschlichen Verhaltensweisen...« (Roesler 2016, S. 17).

Die bereitliegenden Archetypen müssen aber, so Erich Neumann (1969), durch positive Erfahrungen in den frühen Beziehungen »evoziert« werden, benötigen also einen entsprechenden »Weltfaktor« (ebd. S. 90), der durch die Wechselseitigkeit der Beziehung zu den primären Bezugspersonen bestimmt ist, um in Wirkung zu kommen. Ein

3.2 Das Konzept des dynamischen und geschichteten Unbewussten

typisches Beispiel hierfür wäre der Mutterarchetyp, also das vor jeder Erfahrung stehende »Wissen« um eine gute Mutter. In der Säuglingsforschung etwa wurden die Beobachtungen verifiziert, dass Säuglinge bereits mit einem recht exakten Bild, welche Art der Bemutterung sie benötigen, ausgestattet sind und sie durch eine recht stabile Reihe an Verhaltensweisen versuchen, ihre primären Bezugspersonen in die Richtung einer ›guten Mutter‹ zu ›manipulieren‹. Die Mutter wiederum antwortet resonant und ermöglicht so die Evozierung des zentralen Mutterarchetyps.

Die moderne Analytische Psychologie bleibt aber bei diesen angeborenen archetypischen Motiven nicht stehen. Zahlreiche wissenschaftlich exakte empirische Studien zum Archetypenmodell liegen inzwischen weltweit vor und die wohl durch soziale, neurobiologische und epigenetische Mechanismen stattfindenden Modulationen treten zur Idee des genetisch Erworbenen hinzu (Roesler 2009, 2012). Von besonderer Bedeutung ist, wie generell bei allen grundlegenden Konzepten Jungs, auch hier die Annahme der Bipolarität, d. h., ein Archetyp ist niemals einseitig, sondern beinhaltet immer auch seinen Gegenpol. Besonders anschaulich ist dies etwa beim Heldenarchetyp, der nur vollständig ist im Bild des (rettenden) Helden und des oder derjenigen, der/die gerettet werden muss. Nur der starke und der schwache Pol zusammen ergeben das vollständige Bild des Archetyps!

Die sorgfältige Berücksichtigung der archetypischen Dynamik im Menschen führte innerhalb der Analytischen Psychologie zu der bereits erwähnten spezifischen Weiterentwicklung, die als die ›Archetypische Schule‹ bezeichnet wird und eng mit dem Namen James Hillman (1926–2011) verbunden ist (z. B. Hillman 1976, 1983). Die Analytische Psychologie des (Kollektiven) Unbewussten ist zudem eines der deutlichsten Beispiele für die oben bereits angesprochene »psychologische Differenz«. Im objektiv-positivistischen Sinne nämlich kann über das Unbewusste nichts ›gewusst‹ werden, es bleibt das ›Andere‹, es bleibt eine Negation. Die vielen Worte, die trotzdem darüber gemacht werden, müssen immer unter dieser Prämisse betrachtet werden. Sie sind Versuche, sich dem anzunähern, was nicht erfasst werden kann, Versuche, eine (oft unbeholfene) Sprache zu finden, um sich hypothesenhaft orientieren und positionieren zu können.

Die Archetypentheorie ist Teil der Kreativitätstheorie der Analytischen Psychologie und durch die Idee der Bipolarität trägt sie auch in schwierigsten Situationen zu einer ressourcenorientierten Sicht mit dem Vertrauen, immer auch ›den anderen Pol‹ finden zu können, bei. Die Gefahren der Befassung mit Archetypen liegen aber in deren Faszinationspotential. Sie verführen dazu, sich mit einem seiner Pole zu identifizieren, beim bereits genannten Heldenarchetyp etwa mit dem Retter- oder dem Opferpol, und in einseitige Lebensausgestaltungen zu verfallen. Die Entidentifikation von archetypischen Motiven ist Teil des menschlichen Individuationsprozesses (▶ Kap. 3.8.2). Im schlimmsten Falle droht die ›Inflationierung‹ durch einen Archetyp, der bis hin zu psychotischen Symptomen wirken kann. Die Annäherung an Archetypisches erfordert also immer einen gewissen Respekt, einen kohärenten Ich-Komplex und/oder eine kundige Begleitung.

Zum weiteren Studium:

Marlan, S. (2008) Archetypal Psychologies. Reflections in Honor of James Hillman. New Orleans, Louisiana: Spring Journal
Roesler, Ch. (2016) Das Archetypenkonzept C. G. Jungs. Theorie, Forschung und Praxis. Stuttgart: Kohlhammer

3.3 Das Selbst

Wie auch bzgl. seiner anderen Kernkonzepte, so sind auch bzgl. seines Selbstbegriffes Jungs Einlassungen nicht monographisch, sondern in Einzelaspekten über sein Gesamtwerk hinweg verteilt. In seinem Konzept des Selbst wird das zugrundeliegende Welt- und Menschenbild Jungs besonders deutlich, als »concept of concepts« (Adams 2014, S. 77) formuliert es die philosophischen Grundlagen der Analytischen Psychologie am eindrücklichsten und hebt sie am klarsten von psychoanalytischen Theoriegebäuden in Freud'scher Tradition, wie etwa die Selbstpsychologie oder die Objektbeziehungstheorie, ab. Das Jung'sche

Selbstkonzept kann in Anschluss gebracht werden zu modernen philosophischen und wissenschaftlichen Ansätzen (Cambray 2010). Zudem besteht in Jungs Psychologie des Selbst die größte Nähe auch zu theologischen Konzepten, steht es doch in enger Beziehung zum Gottesbild und auch der chinesische Begriff des Dao wurde von Jung als Ausdruck seiner Idee des Selbst erkannt. Das Dao ist unaussprechlich, es dient als Ziel, ohne dass es einen Zielpunkt vorgeben würde Dies gilt auch für die prinzipielle Unfassbarkeit des Selbst, das nur durch seine Manifestationen erahnt und nicht wirklich erschöpfend erkannt werden kann. Jung versucht sich definitorisch anzunähern, indem er das Selbst etwa als »die Totalität des Menschen, die Summe seiner bewussten und unbewussten Gegebenheiten« bezeichnet. (Jung 1939a, GW11 § 140). Es steht zum Ich in einem paradoxen Verhältnis, indem es das Ich zum einen einschließt, zum andern das Ich aber als das Bewusstseinszentrum auch die Aufgabe hat, mit dem Selbst in eine Beziehung zu treten. Das Ich legt Jung fest als das – recht körpernahe – Bewusstsein überhaupt: »Unter ›Ich‹ verstehe ich einen Komplex von Vorstellungen, der mir das Zentrum meines Bewusstseinsfeldes ausmacht und mir von hoher Kontinuität und Identität mit sich selber zu sein scheint. (…) bewusst ist mir ein psychisches Element, insofern es auf den Ich-Komplex bezogen ist« (Jung 1921, GW6 § 730). Das Selbst wiederum ist in Jungs Sicht der zentrale Archetyp schlechthin und bildet als solcher den Kern des Ich-Komplexes. D.h. auch, der erhebliche Anteil des Selbst ist erfahrungsunabhängig gegeben. Es ist das Numinose, Undefinierbare par excellence:

> »Es übersteigt unser Vorstellungsvermögen, uns klarzumachen, was wir als Selbst sind, denn zu dieser Operation müsste der Teil das Ganze begreifen können. Es besteht auch keine Hoffnung, dass wir je auch nur eine annähernde Bewusstheit des Selbst erreichen, denn, soviel wir auch bewusstmachen mögen, immer wird noch eine unbestimmte und unbestimmbare Menge von Unbewusstem vorhanden sein, welches mit zur Totalität des Selbst gehört. Und so wird das Selbst stets eine uns übergeordnete Größe bleiben« (Jung 1928b, GW7 § 374).

Das Selbst kann als transzendent, d.h. weder allein durch den innerpsychischen noch den äußeren Raum beschreibbar gesehen werden. Das Selbst ist »unpersönlich«, es ist nicht das Subjekt, es enthält dieses aber.

Die »Paradoxie des Selbst« liegt u. a. darin, dass es »einerseits als Gesamtpersönlichkeit und andererseits als Zentrum unserer Gesamtpersönlichkeit« (Daniel 2018, S. 19) zu beschreiben ist. Folgerichtig beschreibt Jung das Selbst an unterschiedlichen Stellen seines Werks in Gegensätzen, ja als die Vereinigung des Gegensätzlichen schlechthin. Jung bezeichnet das Selbst als Bewusstes und Unbewusstes umfassend und gleichzeitig als das Zentrum der psychischen Ganzheit, die er zusammen mit Einheit »als die höchsten Werte schlechthin ansah« (Stein 2000, S. 199). Es ist Ausgangspunkt und Ziel der seelischen Entwicklung des Menschen, es macht dessen Individualität und gleichzeitig dessen Zugehörigkeit zum Universalen aus (Jung 1928b, GW7 § 266ff). Im Selbst ist also die gesamte Menschheitserfahrung ebenso zu finden wie die teleologische ›dranghafte‹ Ausrichtung auf ein Ziel hin. Das Selbst wird damit zum ursächlichen Faktor für die kompensatorische Selbstregulationstendenz der Psyche, die Jungs Denken und praktisches therapeutisches Handeln durchzieht und die Analytische Psychologie in diesem Aspekt in heutiger Zeit in die Nähe moderner systemtheoretischer Modelle bringt.

Die Entwicklung hin zu einem achtsamen Gewahrwerden des Selbst, von dem bedeutenden Jung-Schüler Erich Neumann (1905–1960) als ›Ich-Selbst-Achse‹ (Neumann 1992) beschrieben, verläuft im Fortgang des Individuationsprozesses (▶ Kap. 3.8) anhand krisenhafter Zuspitzungen und schließt das Ich-Bewusstsein an das schöpferische Potenzial des Selbst an. Die Ich-Selbst-Achse sieht Neumann als »die Voraussetzung der Erkenntnisprozesse, die in ihrer höchsten Form zum Zentrierungsprozess der Persönlichkeit und zur Bewusstwerdung der Ich-Selbst-Achse führen« (ebd., S. 89). Die hierfür förderlichen Krisen können in äußeren Herausforderungen, psychischen oder auch körperlichen Erkrankungen liegen. Der populäre amerikanische jungianische Autor und Therapeut Bud Harris benutzt den Terminus ›radical hope‹ (2017), um aufzuzeigen, dass es möglich ist, auch in Extremsituationen wie schwerer Krankheit und Todesnähe durch das Wissen um ein Selbst und die Möglichkeit, sich in und durch die Krise dessen gewahr zu werden, Hoffnung auch in ›objektiv‹ hoffnungslosen Zeiten und Situationen zu entwickeln. Das Selbst ist dabei »als Zentrum der gesamten Persönlichkeit, der bewussten und unbewussten

Anteile, (…) das Steuernde und Anzusteuernde zugleich« (Remmler 2001, S. 99).

Gewahrwerdungen des Selbst geschehen meist auf symbolischer Ebene. Die entsprechenden Symbole sind sowohl Mittel als auch Teil dieses Gewahrwerdungsprozesses. Es sind Symbole der Gegensatzvereinigung (Yin und Yang, das Paar), der Vollständigkeit und Zentrierung (Mandala) oder der Ganzheit (Ouroboros, Gottesbilder). Erfahrungen des Selbst vermitteln ein Gefühl von Ergriffenheit von existenzieller Belebtheit, von Sinnhaftigkeit und ›Stimmigkeit‹: »Die Erfahrung des Selbst (…) ist ein vitales und von Grund auf verwandelndes Geschehen« (Jung 1957a, GW16 § 219). Für Jung war, und das ist psychotherapiepraktisch von hoher Relevanz, das Ideal des Menschen daher immer die Vollständigkeit und nicht eine wie immer geartete Vollkommenheit (Jung 1951, GW12 § 208).

Der Jung'sche Begriff des Selbst ist bei aller Betonung der Zielgerichtetheit, des Kompensatorischen und des Schöpferischen in manchen Aspekten jedoch auch »mit Vorsicht zu genießen«. Das Ganzheitspostulat kann z. B. leicht autoritativ missbraucht werden, Ganzheit kann als Norm und Streben nach Überlegenheit angesehen werden. Die Nähe des Selbst zum Gottesbild begünstigt, wenn nur halb verstanden, narzisstische Größenphantasien und Inflationierungen.

Zum weiteren Studium:

Daniel, R. (2018) Das Selbst. Grundlagen und Implikationen eines zentralen Konzepts der Analytischen Psychologie. Stuttgart: Kohlhammer
Lesmeister, R (2009) Selbst und Individuation. Facetten von Subjektivität und Intersubjektivität in der Psychoanalyse. Frankfurt a. M.: Brandes&Apsel

3.4 Die Grundfunktionen

Das moderne analytische Konzept der psychischen Funktionen weist wohl innerhalb der Historie der Analytischen Psychologie die am deutlichsten voranschreitenden Entwicklungen auf, ist aber dennoch bei zahlreichen analytisch-psychologischen Therapeuten von eher untergeordneter praktischer Relevanz. War bei Jung (1921, GW6) noch (irreführenderweise und von ihm in keinster Weise festlegend oder statisch gemeint) von einer Typologie die Rede, handelt es sich bei den zunächst als ›Orientierungsfunktionen‹ bezeichneten Persönlichkeitsvariablen, die aktuell eine Renaissance innerhalb der analytisch-psychologischen Community erfahren, um weitgehend stabile, grundlegend verschiedene Funktionen der menschlichen Psyche, die zusammen eine Ganzheit ergeben.»Die vier Funktionen dienen auf ihre je spezifische Art der Orientierung des Ich-Bewusstseins in seiner Außen- und Innenwelt, ferner der Beziehungsvernetzung zwischen Subjekt und Objekt, zwischen Ich und Unbewusstem, zwischen Ich und den Komplexfeldern sowie zwischen dem Ich und dem Selbst« (Rafalski 2011, S. 175). Sie werden als Grundfunktionen in zwei wahrnehmende (Empfinden und Intuieren) und zwei urteilende (Denken und Fühlen) Aspekte aufgeteilt und sind bzgl. der Einstellungsfunktionen entweder extravertiert oder introvertiert ausgerichtet (was dann acht Varianten ergibt). Die Begriffe der Extraversion und Introversion gehören wohl zu denjenigen Jung'schen Termini, die am stärksten in die akademische Psychologie eingegangen sind und sogar die klassische Testpsychologie inspirierten. »Extraversion heißt Auswärtswendung der Libido. Mit diesem Begriff bezeichne ich eine offenkundige Beziehung des Subjekts auf das Objekt im Sinne einer positiven Bewegung des subjektiven Interesses zum Objekt (…)« (Jung 1921, GW § 753). »Introversion heißt Einwärtswendung der Libido (…) Das Interesse bewegt sich nicht zum Objekt, sondern zieht sich davor zurück auf das Subjekt (…)« (ebd. § 719).

Die vier Grundfunktionen beschreiben das Verhältnis des Menschen sich selbst und den Objekten (seiner menschlichen und dinglichen Umwelt) gegenüber und werden häufig als sich in einem Achsenkreuz gegenüberstehend, mit Empfinden und Intuieren als Pole der einen sowie Denken und Fühlen als Pole der anderen Achse veranschaulicht (▶ Abb. 2).

3.4 Die Grundfunktionen

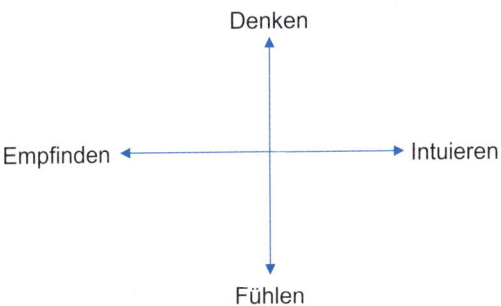

Abb. 2: Das Achsenkreuz der psychischen Grundfunktionen

Die eine Achse der Wahrnehmung durch die Sinne, das Empfinden, und der Wahrnehmung durch die Ahnung, das Intuieren, steht rechtwinklig zur Achse des fühlenden (angenehm oder unangenehm) und denkenden (richtig oder falsch) Urteilens. Meist ist die Person zunächst auf eine der Funktionen sozusagen ›spezialisiert‹ und bildet dort ihre besonderen Fähigkeiten aus, was jedoch oft zu einer weniger stark ausdifferenzierten Funktion auf der anderen Achsenseite führt. Diese wird dann verdrängt und/oder komplexhaft. Oft werden diese ›inferioren‹ Funktionen dann auch dem Schatten zugerechnet (▶ Kap. 3.8.3). Eine psychische Einseitigkeit ist die Folge, die immer die Gefahr psychischer Störungen mit sich bringt. Ziel menschlicher Entwicklung ist somit immer auch die Bewusstwerdung der individuellen und bei jedem Menschen einzigartigen Funktionsaufteilung und die Schaffung eines wohlwollenden Miteinanders der verschiedenen Persönlichkeitsaspekte: »A real life person, unlike a stereotyped charakter identified with a single function, has access to all eight functions of conciousness, even if some are in shadow, and will deploy one or another depending on the context and the type of consciousness called for by that context« (Beebe 2010, S. 77). Die persönliche Hauptfunktion ist dem Menschen weitgehend bewusst, er ist mit ihr identifiziert. Durch das Achsenschema erhält man dann eine Heuristik über die unterentwickelten Persönlichkeitsanteile, der in der Therapie dann die Aufmerksamkeit gilt. Oft werden die Funktionstypen schnell in der therapeutischen Beziehung spürbar und in den Abwehrprozessen des Patienten scheinen sie ebenfalls auf. Es geht in der Psychotherapie also um einen subjektiven Integrationsvorgang mittels eines intersubjektiven (therapeutischen) Beziehungsgeschehens, der eine flexible ›Nutzung‹ der verschiedenen Funktionstypen gewährleistet. Dies führt zu einer Erhöhung der Ich-Stärke, die bisweilen als »durch einen hohen Differenzierungsgrad aller oder mehrerer Funktionen gekennzeichnet« (Adam 2000, S. 428) definiert wird.

Zum weiteren Studium:

Adam, K.-U. (2011) Therapeutisches Arbeiten mit dem Ich. Stuttgart: Opus Magnum
Rafalski, M. (2018) Empfinden, Intuieren, Fühlen und Denken. Die vier psychischen Grundfunktionen in Psychotherapie und Individuation. Stuttgart: Kohlhammer

3.5 Die Finalität

C. G. Jung stößt im Laufe seines Schaffensweges durch das Studium der Psychopathologie, der Träume und Imaginationen und seiner Beschäftigung mit Theologie und Philosophie auf die z. B. schon von Kant beschriebene Notwendigkeit, das alleinige Denken in Kausalitäten, also in zeitlich aufeinanderfolgenden Ursache-Wirkungs-Relationen, zunächst erkenntnistheoretisch, dann aber auch therapiepraktisch zu erweitern (vgl. u. a. v. Guretzky 2014). Kausalität verlangt das Denken in Geschichtlichkeiten, d. h., das Hier und Jetzt wird abgeleitet aus kollektiven oder individuellen und bestimmenden Vorereignissen. Das Kausalitätsprinzip durchweht die abendländische Geschichte seit Jahrtausenden und trug wesentlich zum Erfolg der (Natur-)Wissenschaften bei. Es wurde auch innerhalb der Psychotherapie zum vorherrschenden Verstehensmodus sowohl der Psychoanalyse als auch der Kognitiven Verhaltenstherapie. Dagegen meinte Jung, der Mensch sei »nur halb verstanden, wenn man weiß, woraus alles bei ihm entstanden ist. Wenn es nur daran läge, so könnte er ebenso gut schon längst gestorben sein. Als Lebender ist er aber nicht begriffen; denn das Leben hat nicht nur ein Gestern, und es ist nicht erklärt, wenn das Heute auf das Gestern reduziert wird. Das Leben hat auch ein Morgen, und das Heute ist nur dann verstanden, wenn wir zu unserer Kenntnis dessen, was Gestern war, noch die Ansätze des Morgens hinzufügen können. Das gilt von allen psychologischen Lebensäußerungen, selbst von den krankhaften Symptomen« (Jung 1916d, GW7 § 67).

Im Anschluss an und in Abgrenzung zu Alfred Adlers ›Teleologie‹ (altgriech. *telos*: das Ziel) (Seidenfuß 1979) bevorzugt Jung für die Bezeichnung seines Prinzips den Terminus ›Finalität‹ (lat. *finis*: das Ziel, *finalis*: auf Ziel oder Zweck ausgerichtet) »in Anerkennung der Tatsache, dass das Morgen praktisch wichtiger ist als das Gestern und das Woher unwesentlicher als das Wohin« (Jung 1930, GW4 § 759). Er nennt dies auch die »konstruktive oder synthetische Methode«, argumentiert dabei nicht generell gegen die Notwendigkeit einer Arbeit am Vergangenen, betrachtet aber »das Wühlen in der Vergangenheit nach angeblichen spezifischen Krankheitsursachen als einen Zeitverlust wie auch als ein »irreführendes Präjudiz« (ebd.). Allgemein philosophisch ist dadurch – alle mechanistische Welt- und Menschensicht kritisierend – ausgesagt, dass trotz vielerlei äußerer Ursachen den Dingen und Geschehnissen auch ein innerer Zweck, ein Sinn innewohnt. Unter dem Blickwinkel einer aristotelischen *causa finalis* gilt:» Psychologische Ursachenforschung kann in die Geschichte eines Menschen zurückführen, aber auch nach vorn, in die Zukunft« (Stein 2000, S. 238).

Der Finalitätsgedanke bringt die Analytische Psychologie in die Nähe existenziell-therapeutischer Ansätze. So meint etwa der amerikanische Psychoanalytiker und Autor Irvin Yalom, der derzeit bekannteste Protagonist der Existenziellen Psychotherapie:

> »Mit ›existentiell‹ meine ich einen Ansatz, der vitalistisch, nicht-deterministisch und nichtmechanisch ist, ein Ansatz, der sich auf die ›Gegebenheiten‹ der Existenz bezieht, auf die Unsicherheiten, den Sinn und die Zielsetzung des Lebens, auf den Willen, auf Entscheidungs- und Wahlmöglichkeiten, auf Engagement, auf Veränderung der Haltung und Perspektive« (Yalom 2001, S. 313).

Ganz ähnlich der Existenziellen Psychotherapie wendet sich im Übrigen auch die Analytische Psychologie immer wieder mit besonderem Augenmerk der eigenen Verantwortlichkeit (▶ Kap. 3.8.3) bzgl. dieser »Zielsetzung« hin. Die zweite große therapeutische Schulrichtung, die ebenso eine Idee der Finalität kennt, ist die nondirektive Gesprächspsychologie nach Carl Rogers (1902–1987). Rogers (1983) spricht in diesem Zusammenhang von einer grundlegenden Selbstaktualisierungstendenz des Menschen. Auch Jung bringt den Finalitätsbegriff mit seinem Selbstkonzept zusammen: Die Energie wie auch die Ausrichtung der Finalität erhält der Mensch in Jungs Vorstellungen aus dem Selbst. Die Grundlage der Finalität ist die Selbstregulationstendenz der Psyche. Die seelische Energie erhält dadurch ihre Zielrichtung im Rahmen des Individuationsweges. Diese Richtung weist auf die Ganzheit.

Die dem Finalitätsprinzip auf der Handlungsebene zugeordnete Umgangsweise ist die sog. ›Prospektivität‹ bzw. ›prospektive Funktion‹. Prospektivität bezieht sich auf die Fähigkeit des Menschen, sich auf die Zukunft zu beziehen und sich spekulierend, im Voraus kombinierend, erwartend, befürchtend oder hoffend nach vorne in der Zeitachse zu orientieren. Sie meint – im Gegensatz zu einer retrospektiven Sichtweise – die Befragung eines (psychischen) Geschehens (etwa einer Symptomatik, einer Krise, eines Traumes etc.) auf seine Ausrichtung auf die Zukunft hin. Die Frage ist: Was will die Situation im Hier und Jetzt im Hinblick auf die Entwicklung des Menschen hin zu seiner Ganzheit? Hier besteht ein deutlicher Unterschied zu manchen ostasiatischen, v. a. buddhistischen Traditionen, bei denen das Hier und Jetzt an sich von Wert ist. Statt der Frage nach dem Woher stellt sich die Frage nach dem Wozu (Sinnfrage) und die Frage nach dem Wohin (Prospektivität). Die beiden Letzteren machen die Finalität aus. Jung beschrieb die Neurose als »in letztem Verstande ein Leiden der Seele, die ihren Sinn (wir könnten hier auch sagen ihr Ziel, Anm. d. Verf.) nicht gefunden hat« (Jung 1932, GW11 § 497). Die Symptombildung ist Folge dieses Zielverlustes und gleichzeitig – und das ist einer der so stark ressourcenorientierten Aspekte der Analytischen Psychologie – auch der Wegweiser und das Energiereservoir, um wieder auf den Weg zu gelangen. Selbst die Regression, auf den ersten Blick die Gegenbe-

3.5 Die Finalität

wegung der Finalität, da sie den Menschen im Erleben und Handeln in frühere Zeiten zurückversetzt, wird in der Analytischen Psychologie prospektiv betrachtet z. B. im Hinblick auf ihren Hinweischarakter auf das Ziel.

Sehnsucht (zu seinem ganzen Selbst zu werden) und Hoffnung sind die der Finalität zugeordneten Hauptaffekte, aber auch die Angst, denn das Voranschreiten verlangt immer wieder, Altes und Vertrautes aufzugeben. Das Finalitätsprinzip ist in diesem Blickwinkel auch eine Disziplin des Loslassens und des »abschiedlichen Existierens« (Kast 2016c, S. 105).

Die finalitätsorientierte Sicht auf Psychotherapie konstituiert diese als ›Entwicklungshilfe‹ im wahren Wortsinne. Dazu wird auch das therapeutische Beziehungsgeschehen, also Übertragung und Gegenübertragung, einer finalen Betrachtungsweise unterzogen: »Das Verständnis der Übertragung ist nicht in ihren historischen Voraussetzungen, sondern in ihrem Zweck zu suchen. Die einseitig reduktive Erklärung wird sinnwidrig namentlich dann, wenn überhaupt nichts Neues mehr dabei herauskommt als die vermehrten Widerstände des Patienten« (Jung 2016a, GW8 § 146).

Unter dem Finalitätsblickwinkel sind die Ziele analytischer Psychotherapie in aufsteigender Hierarchie (d. h. in notwendig aufeinander folgenden Schritten):

- Erkennen des Sinns der Symptomatik und ziehen der Konsequenzen daraus
- Entwickeln von Selbst-Verantwortung
- Förderung der persönlichen Entwicklung in Richtung auf das Individuationsziel (»Werde, der/die du bist«, Ganzheit)

Behandlungspraktisch verlangt die Handhabung des Finalitätsgedankens durchaus therapeutisches Fingerspitzengefühl. Während unsere Patienten die kausal-reduktive Betrachtungsweise (»Wo kommt die Symptomatik her?«) aus ihrem Alltag und ihren Arztbesuchen gut gewohnt sind, ist die Frage »Wo will ihr Symptom mit Ihnen hin?« ungewohnt und zunächst verstörend. Eine zu rasche und ausschließliche Ausrichtung der Therapie nach vorne könnte vom Patienten auch als

Empathiemangel, als fehlendes Interesse des Therapeuten an seinem Schicksal erlebt werden. Die – unumdingbare – Zuschreibung der Verantwortlichkeit könnte darüber hinaus als Banalisierung des Leidens oder Schuldzuschreibung erlebt werden.

Zusätzlich ist zu bemerken, dass das Finalitätsdenken gerade bei schwersten Krisensituationen oder gar in Todesnähe, wo auf den ersten Blick nichts mehr ›zu kommen‹ scheint, seinen besonderen Wert entfaltet (Vogel 2008).

Abschließend soll darauf hingewiesen werden, dass Jung dem Kausalitäts- und dem Finalitätsprinzip eine dritte Kategorie, nämlich das Prinzip der Synchronizität hinzufügte. Der Synchronizitätsbegriff ist ein kompliziert herzuleitender Terminus (v. Guretzky 2014) und wurde häufig v. a. außerhalb der Jung'schen Community vereinfachend oder missverstanden verwendet. Jung entwickelte den Begriff v. a. in seiner fruchtbaren Beziehung zu dem renommierten österreichischen Physik-Nobelpreisträger Wolfgang Pauli (1900–1958) als »ein Prinzip akausaler Zusammenhänge« (Jung 1952b, GW 8). Noch heute hat diese Zusammenarbeit hohe wissenschaftliche Bedeutung (Atmanspacher u. a. 1995) und begründete eine Affinität vieler jungianischer Analytiker moderner, heute v. a. quantentheoretisch angelegter Physik gegenüber. Synchronizität meint, vereinfachend gesagt, eine Art sinnhaften – und damit nicht bloß zufälligen – Zusammenhang zwischen zwei zeitlich korrelierten Ereignissen (meist einem intrapsychischen und einem physischen Ereignis). In der psychosomatischen Medizin etwa hilft das Synchronizitätsmodell, »unerklärbar nebeneinanderstehende biologische Fakten und den biographischen Kontext durch akausale Sinnzuschreibungen miteinander zu verknüpfen« (Frick 2009, S. 163). So kann z. B. die Schmerzsymptomatik (physisches Ereignis) eines Patienten sinnhaft mit einem Autonomie-Abhängigkeitskonflikt (intrapsychisches Ereignis) zusammenhängen, ohne dass eine Kausalität (wegen der Abhängigkeitsthematik hat der Patient eine Schmerzstörung entwickelt) behauptet werden müsse. Eine fruchtbare Anwendung findet das Konzept also v. a. in der Psychosomatik, wo sich einfache Kausalbeziehungen zwischen Körper und Psyche meist verbieten. Die Symboltheorie und die Archetypentheorie Jungs sind von dem Synchroniziätsgedanken besonders beeinflusst.

Zum weiteren Studium:

Vogel, R.T. (2016) C. G. Jung für die Praxis. Stuttgart: Kohlhammer
Frick, E. (2007) Kausalität und Synchronizität. Zur Polarität zweier metapsychologischer Prinzipien am Beispiel der Psychoonokologie. Anal. Psychol. 38, S. 26–40

3.6 Die Gegensatzstruktur der Psyche und Ganzheit

Auf die der jungianischen Psychologie allgemein zugrundeliegende Sicht auf den Menschen als ein bipolares, aus sich ergänzenden und gleichzeitig miteinander in Konflikt stehenden Anteilen ausgestattetes Wesen wurde bereits in den Abschnitten über die Jung'sche Konzeption des Unbewussten sowie des Selbst, das Jung explizit »eine Vereinigung der Gegensätze« nannte (Jung 1944, GW12 § 22), hingewiesen. In nahezu jedem größeren Werk Jungs wird auf die »der Psyche im Tiefsten eigentümliche Gegensatzproblematik« (Jung 1957a, GW16 § 177) Bezug genommen: »Insofern es (das Selbst, Anm. d. Verf.) eine complexio oppositorum, eine Vereinigung von Gegensätzen darstellt, so kann es auch als eine geeinte Zweiheit erscheinen, wie zum Beispiel das Tao als Zusammenspiel von yin und yang (…) als Einheit, in der die Gegensätze geeint sind …« (Jung 1921, GW6 § 815). Das Postulat einer Selbstregulationstendenz der Psyche hin zur Ganzheit macht nämlich eine wie auch immer geartete ›Beziehung‹ der Gegensätze notwendig, denn »wie alle Energie aus dem Gegensatz hervorgeht, so besitzt auch die Seele ihre innere *Polarität* als unabdingbare Voraussetzung ihrer Lebendigkeit …« (Jung/Jaffé 2009, S. 376). Jung geht davon aus, dass Einseitigkeiten wie auch die Unterbrechung der Tendenz, sich hin zur Ganzheit zu entwickeln, dem Menschen schaden und ihn krankmachen. Das Gegensatzmotiv steht damit im Zentrum einer jungianischen Krankheitstheorie. Der prominenteste der Gegensätze ist der zwischen dem Bewussten und dem Unbewussten, aber zahllose andere polare Paare sind in der Psyche eines jeden Menschen auffindbar und wollen bewältigt werden. Die ›Transzendente Funktion‹ ist diejenige dynamische Tätigkeit der Psyche, die diese Gegensätze zu überbrücken versucht, und der Vorgang der Transzendenten Funktion wird von manchen Jungianern als das Herzstück des Individuationskonzepts betrachtet (Miller 2004). Jung rückt hier deutlich in die Nähe der alten geisteswissenschaftlichen Strömung der Gnosis, (altgriech. *gnosis:* (Er-)Kenntnis), als »… anscheinend die ersten Denker, die sich (auf ihre Art) mit den Inhalten des sogenannten kollektiven Unbewussten beschäftigten« (Jung 1952a, GW18/2 § 1501) und die sich etwa ab dem 1. Jahrhundert n. Chr. zentral um das Gegensatzthema bemühten (Evers 1988). Noch deutlichere Anleihen nahm er jedoch von der klassischen chinesischen, namentlich daoistischen Philosophie und äußerste sich anerkennend: »Es fehlt (…) in der Geschichte der chinesischen Philosophie nie an der Anerkennung der Paradoxie und Polarität des Lebendigen. Die Gegensätze hielten sich stets die Waage – ein Zeichen hoher Kultur; während Einseitigkeit zwar immer Stoßkraft verleiht, dafür aber ein Zeichen der Barbarei ist« (Jung 1929a, GW13 § 7). Hierin, in dieser Gleichwertigkeit beider Seiten des Gegensatzes, liegt für den von der europäischen Kulturgeschichte geprägten modernen Geist eine wirkliche Herausforderung, geht es doch, so Jung, bei psychischen Belangen nicht mehr vorwiegend um den Sieg der einen Seite über die andere, um ein »«Wer hat denn nun Recht?« oder »Auf welche Seite eines Konflikts soll man sich nun schlagen, damit der Konflikt als gelöst bezeichnet werden kann?«. Auch geht es nicht um eine irgendwie geartete Kompromisslösung oder eine Auflösung von Gegensätzlichem in einem ›Einheitsbrei‹. Sogar die Hegel'sche Lösung, eine Synthese aus den Gegensätzen zu entwickeln, wird, bei genauer Betrachtung des chinesisch inspirierten Vorschlages Jungs, verworfen, denn »das daoistische Denken in einer sog. ›naiven Dialektik‹ grenzt sich in dieser Begrifflichkeit von Hegel ab, weil es in der daoistischen Dialektik keine Synthese gibt: Widersprüche und Unvereinbarkeiten bleiben bestehen, ohne dass es ein Bedürfnis nach Klärung gibt« (Haag 2011, S. 37). Anzumerken ist an dieser Stelle, dass auch in der abendländischen Kulturgeschichte dieses Denken zu finden ist, etwa bei den griechischen vorsokratischen Philosophen wie Parmenides (ca. 520–460 v. Chr.), von dem auch Jung sich inspirieren ließ (vgl. Meier 2014), wie überhaupt erst durch den Fortschritt der monotheistischen Religionen die Idee der Unversöhnlichkeit der Gegensätze in das philosophische und theologische und schließlich in das alltägliche Denken Einzug hielt.

Wie nun aber konkret umgehen mit den oft sogar sich feindlich gegenüberstehenden oder sich gegenseitig ausschließenden Mächten? »Der normale Mensch aber steht zwischen den Gegensätzen und weiß, dass er sie nie aufheben kann.« (Jung 1949, GW18/II § 1417). Hingewiesen sei an dieser Stelle auf Jungs Spätwerk ›Mysterium Conjunctionis‹ (Jung 1949a, GW14), in dem er ganz explizit und an der mittelalterlichen Alchemie orientiert die Gegensatzthematik abarbeitet und den schwierigen Begriff der ›conjunctio oppositorum‹ benutzt, um seine Idee von Gegensatzvereinigung und Ganzheit zu veranschaulichen. Auch das Symbol, das sich nach Ansicht Jungs als eine Art ›Lösung‹ oder besser »Vermittlung« (Jung/Jaffé 2009, S. 364) des Gegensatzes auftut, hebt diesen nicht wirklich auf, sondern trägt ihn als Dynamik in sich. Es kann bei allem bisher Gesagten bei der (therapeutischen) »Gegensatzarbeit« um nicht mehr, aber auch nicht weniger als um eine hermeneutische Umkreisung des Zusammenhangs, der Beziehung der Gegensätze gehen. Die Analytische Psychologie hat hier zwei praktische Vorschläge anzubieten, das ›Aushalten‹ und das ›Streiten‹.

Gegensätze auszuhalten meint, nicht den Versuch zu unternehmen, eine wirkliche ›Lösung‹ des Problems anzustreben, sondern ein Auskommen mit der Spannung zu finden, ja diese evtl. sogar als energetisierend und – im Sinne der Finalitätstheorie – vorwärtsbringend zu erleben. Moderne Disziplinen der akzeptanzorientierten Psychotherapie gehen in eine ähnliche Richtung. Akzeptanz und Aushalten meinen nicht Resignation und auch nicht Nivellierung oder gar Banalisierung des Gegensatzes. Es geht nicht um »die goldene Mitte«. Die Spannung bleibt bestehen und ist ständig spürbar. Aber die grundlegende Haltung zu dieser Spannung ist eine andere. Sie ist zustimmend und sieht die Vorteile des Zugangs zu beiden Seiten des Gegensatzes. Jung überschreitet hier das aristotelische Diktum des »zu vermeidenden Widerspruchs«, das besagt, es sei »nicht möglich, dass dasselbe demselben in derselben Beziehung (…) zugleich zukomme und nicht zukomme«

(Aristoteles 1979, S. 89) in Richtung der Möglichkeit eines ›Sowohl als auch‹, mit für seine gesamte Erkenntnistheorie weitreichenden Konsequenzen. Das sichtbare ›Resultat‹ dieses Haltens der Spannung ist dann das sich bildende Symbol (Jung 1934a, GW9/1 § 553ff), das die Gegensätze transzendiert, aber nicht auflöst. In moderner psychologischer Terminologie geht es hier grundsätzlich um die Entwicklung einer Ambivalenz- bzw. Ambiguitäts-Toleranz. Diese fällt wohl leichter durch den jungianischen Blick auf das Gegensätzliche als Komplementaritäten. Komplementäres kann ohne einander nicht existieren, die eine Seite ist nicht denkbar ohne die andere. Und je extremer die eine Seite sich entwickelt, desto notwendiger ist die Gegenbewegung der anderen. Diese den Gegensätzen innewohnende Tendenz, Fehlendes in Richtung Ganzheit auszubilden und zu entwickeln, ist im Begriff der Kompensation zusammengefasst.

Das führt uns zur zweiten Umgangsweise mit dem Gegensätzlichen, dem Streit: Giegerich (1980) positiviert die in unserer Gesellschaft vorherrschende negative Sichtweise auf den Streit, indem er ihn als angemessene Betrachtungsweise einer Ganzheit sieht, die in der Vereinigung von Gegensätzen besteht. Vom Zwischenmenschlichen ausgehend, sieht Giegerich den Streit als grundsätzlich zu begrüßende Aggressionsvariante, das »die Selbstwerdung, die Individuation ermöglichende Prinzip« (Giegerich 1980, S. 24). Vom Kämpfen ist das Streiten insofern bedeutsam zu unterscheiden, als dass es bei ersterem um den Sieg, bei zweiterem um die Beziehung geht. »Nicht streiten, bis einer gewonnen hat« (Kast 2016b), sondern »der Streit an sich ist das verbindende Agens« (Vogel 2017a). Jung selbst spricht in diesem Zusammenhang von einer »Synthese der Gegensätze innerhalb der Psyche« (Jung/Jaffé 2009, S. 363), der er eine beständige »Gegensatzspannung (ebd., S. 364) zuspricht. Besonders deutlich wird an diesem Aspekt der dynamische Charakter des Gegensätzlichen. Für Jung ist diese Verbindung der Gegensätze auch die Voraussetzung für den Fluss der psychischen Lebensenergie überhaupt. Es herrscht keine wirkliche längerdauernde Harmonie im und um den Menschen, sondern die permanent streitbare Verbindung der Gegensätze ist sein konstituierendes Merkmal.

Dem Gegensatzthema zugeordnet ist, wie bereits erwähnt, das Bild der Ganzheit, die aus der Beziehung der der Gegensätze zueinander hervorgeht und ein zentraler Terminus der Analytischen Psychologie ist. Inzwischen ist der Ganzheitsbegriff alltagssprachlich und wissenschaftlich in Verruf gekommen, ist er doch als Ideologie, Plakat oder Werbeversprechen nicht selten in Missbrauch geraten. Jung hält aber daran fest, dass das eigentliche Leiden des Patienten ein Mangel an Ganzheitserfahrung sei: Die Bemühungen des Arztes sowohl wie das Suchen des Patienten zielt auf jenen verborgenen, noch nicht manifestierten ›ganzen Menschen‹, welcher zugleich der größere und zukünftige ist« (Jung 1944, GW12 § 6). Das Selbst ist die archetypische Gestalt der Ganzheit und seine symbolischen Bilder können das Quadrat oder der Kreis, aber auch Gottesbilder sein.

3.7 Die Komplextheorie

Jung beabsichtigte aufgrund seiner grundlegend idiosynkratischen Orientierung nie, eine geschlossene Krankheitslehre zu entwickeln, »weil die Neurosen so ungemein individuell sind« (Jung 1924, GW17 § 203). Die Komplexpsychologie (den Begriff des Komplexes benutzten im klinischen Kontext vor ihm schon Freud und Breuer) zählte er allerdings zum »eisernen Bestand einer Neurose« (ebd. § 204). Aus seinen philosophischen Studien und aus dem bereits genannten Assoziationsexperiment (▶ Kap. 1) entwickelte Jung seine Komplextheorie als eine Allgemeine, d. h. zunächst nicht allein auf pathologische Phänomene bezogene Komplexpsychologie. Komplexe sind, außerhalb jeglicher Psychodiagnostik, zunächst menschliche »Lebensthemen« (Kast 1990), »Persönlichkeitsfragmente oder Unterpersönlichkeiten« (Stein 2000, S. 67). Sie stellen trotzdem den wohl ›klinischsten‹ Teil der Grundlagen der Analytischen Psychologie dar und werden dann pathologisch, wenn sie stark ›energetisch aufgeladen‹ und/oder wenig dem Bewusstsein zugänglich sind bzw. innerhalb des subjektiven Komplexnetzwerkes wenig Flexibilität herrscht. Es ist gleichzeitig auch derjenige Teil, der am meisten in spätere psychopathologisch-psychotherapeutische Entwicklungen eingeflossen ist und das auch immer noch tut. Dies zeigen auch die hochaktuellen Monographien zum Thema von Meier (2017) und Bovensiepen (2018). Eine moderne, jedoch auf die (vor-)bewussten affektiv-kognitiven Komplexelemente beschränkte Teilentsprechung der Komplextheorie finden wir z. B. in der Schematherapie der sog. Dritten Welle der Verhaltenstherapie (Heisig 1999; Meier 2012; McMahon 2014), allerdings ohne dass diese auf die Analytische Psychologie Bezug nehmen würde. Einen Anschluss der Komplexpsychologie an die moderne Bindungstheorie liefert v. a. die britische Psychiatrieprofessorin und Analytikerin Jean Knox (2003).

Wie alle Jungschen Kernbegriffe ist auch der Komplex in der Literatur nicht einheitlich definiert, kann aber über seine Äußerungen (kognitive Verzerrungen, hohe Emotionalität, eingeschränkte Realitätstestung, Druck zur ›Szenischen Darstellung‹ in Beziehungen sowie verhaltensbezogene Bewältigungsversuche) durchaus – diese Begriffsunschärfe übergreifend – ›operationalisiert‹ werden und ist damit auch empirischer Forschung zugänglich. Jung entwickelte seine Komplextheorie in Abgrenzung und als Weiterentwicklung des Freud'schen Komplexbegriffes, der fast ausschließlich auf den Ödipuskomplex bezogen bleibt, und stellt diesem den »Jonah-und-der-Wal-Komplex« in seinen unzähligen Varianten gegenüber (Jung 1912a, GW5 § 654), bei dem es um entwicklungspsychologisch gesehen viel ›frühere‹ Phänomene, wie etwa der Angst vor dem Verschlungenwerden durch die Mutter, geht. Jung schreibt: »Was ist nun, wissenschaftlich gesprochen, ein ›gefühlsbetonter Komplex‹? Er ist das *Bild* einer bestimmten psychischen Situation, die lebhaft emotional betont ist und sich zudem als inkompatibel mit der habituellen Einstellungslage oder Einstellung erweist« (1916a, GW8 § 201). Komplexe werden – bisweilen vereinfachend und dadurch irreführend – entweder nach der vorherrschenden Emotion (Einsamkeitskomplex, Minderwertigkeitskomplex …) oder der vorherrschenden Beziehungskonstellation (Mutterkomplex, Autoritätskomplex …) benannt. Letztere werden bisweilen noch in positive oder negative Komplexe eingeteilt, je nachdem, welchen ursprünglichen Einfluss sie »auf das Lebensgefühl und damit auch auf die Entwick-

3.7 Die Komplextheorie

lung der Identität des betreffenden Menschen« hatten (Kast 2005, S. 14). Diese Wertung bezieht sich also nicht auf die Symptomwertigkeit des Komplexes, sondern vielmehr auf seine Entstehungsgeschichte. Ein negativer Mutterkomplex etwa bildete sich aus negativen, unzureichenden oder unguten Erfahrungen mit allen mütterlichen Bezugspersonen eines Menschen heraus. Wichtig ist grundsätzlich, sich von den ursprünglichen Elternkomplexen, seien sie nun positiv oder negativ, ausreichend abzulösen. Komplexe sind »der Ausdruck von schwierigen dysfunktionalen Beziehungserfahrungen, die v. a. in der Kindheit gemacht werden.« Aktuelle alltägliche Erfahrungen werden, v. a. aufgrund von Generalisierungen, gedeutet »im Sinne der Komplexepisode, und dies auch in der therapeutischen Beziehung (...). Sie enthalten in ihrem Narrativ das Selbstbild des Kindes und das Bild der angreifenden Person, verbunden durch eine heftige Emotion oder auch durch mehrere Emotionen oder deren Abwehr« (Kast 2014a, S. 411). Komplexe entstehen bevorzugt in emotionalen Überforderungssituationen der Kindheit, die nicht mehr in das Bild der eigenen Persönlichkeit integriert werden können, können sich aber durchaus durch das ganze Leben hin ausbilden. Sie sind also Elemente einer Beziehungspsychologie und haben stets emotionale, kognitive und handlungsbezogene Komponenten. Sind sie ›konstelliert‹, d. h., durch einen auf sie sinnhaft bezogenen ›Triggerreiz‹ mit Energie versorgt, dann bestimmen sie zumindest partiell, manchmal auch radikal unser Sein. Konstituierend sind oft sich beständig wiederholende, meist sog. ›traumaische‹ Situationen – wobei der analytische Traumabegriff weiter gefasst wird, als dies in der modernen Traumapsychologie der Fall ist – und diese sind meist mit Affekten wie Scham, Schuld, Hass, Abscheu oder Angst verbunden. Aus diesen Erfahrungen entwickeln sich erinner- und erzählbare ›Komplexepisoden‹, die meist Konglomerate ähnlicher, auf ein Komplexthema bezogener Erfahrungen sind. Verena Kast (2016a) weist auf das bipolare Denken Jungs auch bzgl. der Komplexe hin. Jeder Komplex hat, und das ist in den Erzählungen der Komplexepisoden meist gut herauszuhören, einen sogenannten Opfer- und einen Täterpol. Patienten sind meist identifiziert mit dem Opferpol, tragen aber die gesamte Komplexepisode in sich. Der Täterpol, also das Bild derjenigen, die uns in der dem Komplex zugrundeliegenden Entstehungssituation etwas ›angetan‹ haben, wird meist verdrängt oder auch nach außen projiziert.

Wir Menschen verfügen, als Niederschläge unserer gesamten (Beziehungs-)Erfahrungen, über ein ganzes Netzwerk an Komplexen, die mehr oder weniger lose miteinander verbunden und meist unbewusst sind. Mit dieser Netzwerkstruktur ist die jungiansche Sichtweise sehr kompatibel mit den modernen Erkenntnissen der Neurowissenschaften, in denen die Funktionsweise des menschlichen Gehirns ebenfalls mit Metaphern der Matrix oder des Netzwerks beschrieben wird. Jung beschrieb auch unser Ich(-Bewusstsein) als »nicht identisch mit dem Ganzen meiner Psyche, sondern bloß ein Komplex unter anderen Komplexen« (Jung 1921, GW6 § 730). Diesem Komplex – dem Ich-Komplex – wies er eine zentrale Stellung zu, als »das Subjekt meines Bewusstseins« (ebd.). Wahrnehmung, Denken, aber auch Selbstreflexion sind hier lokalisiert. Zum einen ist die Kohärenz dieses Ich-Komplexes ausschlaggebend für die Reife der in der Operationalisierten Psychodynamischen Diagnostik (OPD) als ›psychische Struktur‹ umschriebenen Entität, ja ist mit dieser gut zu parallelisieren (Junghan 2002). Zum anderen ist – in moderner Terminologie – unsere Fähigkeit gemeint, mit uns und anderen in einen empathischen Dialog zu treten, ein Faktor, der heute als ›Mentalisierungsfähigkeit‹ (z. B. Taubner 2015) beschrieben wird und der die Basis für unsere psychische Gesundheit darstellt. Jungianisch gesprochen vermag ein starker Ich-Komplex die ›Dissoziabilität der Psyche‹, also den Netzwerkcharakter der »Komplexlandschaft« (Kast 2005) zu ›managen‹, in dem Beziehungen zu den Komplexen aufgebaut, diese also immer wieder bewusstgemacht werden können. Wichtig ist hier anzumerken, dass der Jung'sche Begriff der Dissoziabilität, aktuell ausgearbeitet v. a. von Bovensiepen (z. B. 2004) sich nicht deckt mit den modernen Vorstellungen sog. ›Dissoziativer Persönlichkeitsstörungen‹, er aber für deren Verständnis durchaus gewinnbringend genutzt werden kann. Ein schwacher Ich-Komplex ist auf die Nutzung diverser sog. ›primitiver‹ Abwehrprozeduren – neben der bereits genannten Projektion auch Delegation, Abspaltung oder Verleugnung – angewiesen. »Die Integration des Unbewussten ist aber nur möglich, wenn das Ich standhält« (Jung 1946b, GW16 § 503).

3.7 Die Komplextheorie

Von manchen maßgeblichen Autoren wird auch das Konzept der Orientierungsfunktionen (▶ Kap. 3.4) dem Ich zugeordnet (z. B. Adam 2011). Dies ist durchaus begründbar, da es sich bei der konkreten Ausgestaltung dieser Funktionen um Tätigkeiten des Ich handelt. Aus Gründen der Übersichtlichkeit und v. a. da das Typenkonzept Jungs, aus dem sich die Orientierungsfunktionen ableiten, eindeutig über eine Ich-Psychologie hinausgeht, wird dieser Ansatz allerdings hier nicht weiterverfolgt.

In zweifacher Weise nun steht das Komplexkonzept Jungs in Verbindung mit seiner Archetypentheorie. Zum einen beschreibt er das, was an anderer Stelle als Archetypen bezeichnet wird, als »kollektive Komplexe« (Jung 1946a, GW8), eine Formulierung, die eher zu einer – im Jungianischen nicht seltenen – Sprachverwirrung beiträgt und daher hier vernachlässigt wird. Zum andern formuliert er, weitaus anschaulicher und brauchbarer, den Komplex als über einem archetypischen Kern quasi schalenförmig durch entsprechende Erfahrungen aufgeschichtet (Dieckmann 1991). Diese Archetypen (bzw. genauer deren Bilder) führen zu einer Energetisierung des Komplexes, indem sie die zugrundeliegenden Themen an ein allgemeinmenschliches Motiv (beim Mutterkomplex etwa den Mutterarchetyp) anschließen. Auch der Archetyp enthält eine bipolare Struktur und ist damit Chance und Risiko zugleich.

Die Analytische Psychologie, das dürfte inzwischen deutlich geworden sein, ist eine auf Entwicklung und Prospektivität ausgerichtete Psychologie. Dies wird auch in der Komplextheorie deutlich, wird doch davon ausgegangen, dass die Konstellation auch schmerzafter, hinderlicher, ja pathogener Komplexe einem ›Wachstumssinn‹ zu dienen vermag. Die zwangsweise Bewusstwerdung der Komplexe im Alltag ermöglicht deren Umkreisung, deren Kennenlernen und damit deren Bewältigung, ohne dass ein Komplex endgültig ›beseitigt‹ werden könnte. Trotzdem wird dadurch die im Komplex gefangene psychische Energie frei, die Arbeit an den Komplexen belebt den Menschen und gibt ihm gleichzeitig eine Entwicklungsrichtung vor (Kast 2005).

Von therapeutischer und gesellschaftlicher Bedeutung ist, dass Komplexe zwar genuin persönlich sind, dass es aber durchaus auch »familiäre und soziale Komplexe« gibt. »Sie sind dem Individuum nicht mehr eigen als eine Krankheit. Das Individuum ›bekommt‹ sie, die Krankheit selbst ist jedoch Teil eines ganzen Kollektivs« (Stein 2000, S. 62). Sowohl systemische Therapeuten als auch Gruppentherapeuten kennen diese Phänomene, die den Behandlungs-Blickwinkel notwendigerweise über den vor uns sitzenden Patienten erweitern und den Therapeuten auch in eine gesellschaftliche Verantwortung bringen.

Komplexe sind nicht durchgehend negativ. Als Folge hoch-affektiver Beziehungssituationen können selbstverständlich auch positive Affekte wie Glück oder Freude zu komplexhaften Verbindungen führen, sog. »fördernde Komplexe« werden, die sich in entsprechenden Situationen konstellieren (Kast 2016a, S. 63ff).

Die Bearbeitung der Komplexnetzwerke macht einen Großteil der Analytischen Psychotherapie aus. Die Fokussierung auf einzelne Komplexe und ihre direkten Auswirkungen führt zur Möglichkeit jungianisch ausgerichtete Kurzzeittherapien. Folgende Methodencluster kommen zur Anwendung (Vogel 2016a, S. 86):

1. Einsicht in die Komplexhaftigkeit des Symptoms, in die Komplexgenese und die Implikationen der erkannten Komplexe
2. Inszenierung des Komplexes bzw. der Ausgangs-Komplexepisode im Übertragungs-Gegenübertragungs-Raum
3. Imagination der Komplexepisoden

Diese drei Hauptstrategien der Komplexbearbeitung weisen jeweils mehrere Unterformen auf und werden auf jeden Patienten individualisiert abgestimmt. In Kapitel 5 werden die dazu eingesetzten Methoden genauer erläutert.

Zum weiteren Studium:

Bovensiepen, G. (2018) Die Komplextheorie. Ihre Weiterentwicklungen und Anwendungen. Stuttgart: Kohlhammer
Meier, I. (2017) Komplexe und Dissoziationen. Frankfurt a. M.: Brandes&Apsel

3.8 Die Idee der Individuation

3.8.1 Zur Theorie der Individuation

Mit seinem Individuationskonzept legt Jung eine sämtliche anderen von ihm beschriebenen Grundkonzepte umfassende Theorie vor, die zudem sowohl Entwicklungspsychologie als auch therapeutische Prozesstheorie ist und vielen daher als der wichtigste Theoriebaustein in Jungs Gesamtwerk gilt. Es soll daher die bisher genannten Grundkonzepte mit einer gemeinsamen Klammer versehen.

Wohl das erste Mal benutzte Jung den klassischen Terminus des *principium individuationis* in seinem kryptischen Text aus dem Jahre 1916 ›Septem sermones ad mortuos‹ (Jung/Jaffé 2009), allerdings ohne bereits eine Konzeptbildung vorzunehmen. Es handelt sich beim Individuationsgedanken um eine philosophisch-psychologische Denkfigur, die sich in der abendländischen Geistesgeschichte mindestens bis Aristoteles (380–322 v. Chr.) zurückverfolgen lässt und die im Satz des griechischen Lyrikers Pindar (522–466 v. Chr.) »Werde, der du bist« seine wohl eindrücklichste Ausformung erfuhr. Jung formuliert seinen ethischen Imperativ in dieser Tradition, indem er meint, man solle »so handeln (...), wie man fühlt, dass man ist« (Jung 1928b, GW7 § 373). Die Analytische Psychologie gesellt sich hier mit dem Individuationskonzept einerseits in die Nähe auch moderner Philosophien wie etwa Heideggers Fundamentalontologie oder Sartres Existenzialismus und bezeugt sich gleichzeitig in ihren griechisch-philosophischen Wurzeln, wenn sie Begriffe wie Heraklits *Enantiodromie* (das andauernde Gegeneinanderwirken der Kräfte) oder *Entelechie* (die naturhafte Tendenz, einer zielgerichteten Entfaltung) einbezieht. Bzgl. der modernen Philosophischen Lebenskunst könnte das Individuationskonzept durchaus als eine »systematische Grundlegung« derselben gelten (Schmid 2017), Verena Kast bezeichnet den Individuationsprozess gar als »sichtbar werdende Lebenskunst« (2014b, S. 294).

Auch die Psychoanalyse in Freudianischer Tradition benutzt den Terminus ›Individuation‹, der zuletzt in der OPD-2 (Operationalisierte Psychodynamische Diagnostik) im sog. ›Individuations-Abhängigkeits-

Konflikt‹ eine Renaissance erfuhr (Arbeitskreis OPD 2009). Der Individuationsbegriff der Analytischen Psychologie geht allerdings in seiner paradoxen Intention weit über die Definition der OPD hinaus. Jung definiert zunächst: »Individuation bedeutet zum Einzelwesen werden, und, sofern wir unter Individuation unsere innerste, letzte und unvergleichbare Einzigartigkeit verstehen, *zum eigenen Selbst* werden. Man könnte Individuation darum auch als ›Verselbstung‹ oder ›Selbstverwirklichung‹ übersetzen.« (Jung 1928b, GW7 § 266). Auf die Breite des Jung'schen Selbstbegriffes wurde bereits hingewiesen (▶ Kap. 3.3). Trotzdem wurde dieser Satz, der die Analytische Psychologie einmal mehr in die Nähe humanistischer Gedankengebäude rückt, immer wieder missverstanden und genutzt, um einem plumpen Egoismus das Wort zu reden. Jung muss dies bereits vorausgeahnt haben, wenn er einige Jahre später schreibt: »Individuation heißt nicht, dass Sie ein Ich werden, dann wären Sie ein Individualist. Individuation bedeutet das zu werden, was nicht Ich ist und das ist merkwürdig (…). Im Verlauf des Individuationsprozesses entdeckt das Ich, dass es nur ein Anhängsel des Selbst und nur locker mit ihm verbunden ist« (Jung 1932 in Shamdasani 1998, S. 102).

Die Individuationsidee gibt also eine paradoxe Richtung vor. Zum einen geht es um die Herausbildung der eigenen Besonderheit, um Abgrenzung und Unterscheidung, um die Frage: »Was unterscheidet mich von allen anderen Menschen«. Zum andern aber ist die Individuation auch ein Zentrierungsprozess und ein fast mystisch zu nennender Weg zum Gefühl des Einsseins mit allem, was existiert. Hier wird auch die Dichotomie deutlich, die in Jungs Konzept der ›Dissoziabilität der Psyche‹ (▶ Kap. 3.7) einerseits und in seiner Psychologie des Selbst (▶ Kap. 3.3) andererseits liegt. Diese Dichotomie wird, wie an anderen Orten auch, von Jung bewusst nicht aufgelöst, sondern soll im Versuch des Verständnisses des Menschseins nebeneinander bestehen bleiben: »Der Individuationsprozess kann nach Jung aufgefasst werden als zyklischer Prozess der Unterscheidung (von kollektiven Normen, v. a. aber von unbewussten Inhalten) und der anschließenden bewussten (Wieder-)Annäherung an dieselben mit dem Ziel, dadurch so etwas wie ›Vollständigkeit‹, Authentizität, zu erreichen.« (Vogel 2006, S. 31). Den in der Logik der Analytischen Psychologie so zentralen Prozess der Verbindung der Gegensätze, in vorderster Linie des Bewussten und des Unbewussten, fasst Jung unter den Terminus der ›Transzendenten Funktion‹ (▶ Kap. 3.6). Wobei es hierbei, wie bereits erläutert, bei genauer Betrachtung nicht um das (etwa dialektische) Auflösen in ein Drittes, sondern um den anerkennenden Umgang mit den Gegensätzlichkeiten der Psyche geht (Vogel 2013b), was dann zu einer Annäherung an das Ideal der Ganzheit führt, denn »die Psychotherapie weiß es – oder sollte es schon lägst wissen – dass ihr Objekt nicht die Fiktion der Neurose, sondern gestörte Ganzheit eines Menschen ist« (Jung 1945c, GW16 § 199).

3.8.2 Der Individuationsprozess

Als Individuationsmodell gibt uns Jung das mythologische Beispiel des Heldenweges, wie er in Märchen, Mythen, aber auch modernen Hollywood-Produktionen dargestellt wird und in denen es durchwegs um den Kampf um ein – z. B. durch die Rettung der Welt und die Vereinigung mit dem Weiblichen symbolisiertes – Erreichen der Ganzheit geht (Campbell 2011). In diesem Aspekt wird der archetypische Charakter der Individuation besonders deutlich. Konkreter beschreibt Jung die Individuationsaufgaben, die, nie endgültig lösbar, den Lebensweg des Einzelnen quasi ›schicksalhaft‹ im Sinne einer ›life span psychology‹, einer »Wanderkarte für unsere Lebenslandschaft« (Riedel 2010, S. 13) bestimmen.

> **Individuationsaufgaben**
>
> - Rücknahme der Projektionen
> - Aufbau und Relativierung der Persona
> - Schattenarbeit
> - Entwicklung der inneren Begleiter
> - Ablösung von unbewusst-kollektiven Motiven
> - Arbeit an und mit den Komplexen

3 Wissenschaftliche und therapietheoretische Grundlagen

Das grundlegend Unvollendbare, Unabschließbare der Individuation verbindet die Analytische Psychologie eng mit dem Seinsgefühl der Moderne (Clair 2018). Jung sieht den Menschen allerdings in der Verantwortung, sich diese bei jedem Individuum andersartig ausgestalteten Themen bewusst zu machen und sich ihnen zu stellen. Es geht, in der Sprache der Philosophischen Lebenskunst, um »Selbstmächtigkeit« und »Selbstgestaltung des Individuums« (Schmid 2017, S. 256). Die solcherart als allgemein und gleichzeitig individuell bestimmbaren ›Lebensthemen‹ benötigen daher eine beständige Aufmerksamkeit und bestimmen auch den therapeutischen Prozess. Ihre Berücksichtigung erfüllt das Leben mit dem Gefühl von Sinnhaftigkeit, ihre Nicht-Beachtung führt im Verständnis Jungs zu psychischen Störungen. Sie müssen an dieser Stelle im Einzelnen nicht erläutert werden, da sie maßgeblich in den folgenden Kapiteln behandelt werden.

Der Individuationsvorgang, den Jung auch eine »longissima via«, eine »gegensatzvereinigende Schlangenlinie« nennt (Jung 1944, GW 12 § 6), ist trotz dieser Auflistung kein linearer, schrittweiser Veränderungsprozess, sondern folgt den Gesetzmäßigkeiten von Wachstum und Wandlung gekennzeichnet durch:

- organische Abfolgen von Voranschreiten und Stillstand
- das Einbeziehen von Umwegen
- eine zyklische Art und Weise
- die Notwendigkeit des Geschehenlassens und Nichteingreifens
- das Einbeziehen des Unvorhersehbaren und Überraschenden

Das Individuationsmodell Jungs enthält ein weiteres Paradox: Es handelt sich nämlich einerseits um ein genuin intrapsychisches Geschehen, wie überhaupt die Analytische Psychologie in erster Linie eine Psychologie innerseelischer Prozesse ist. Die Innenschau, die Introspektion, die Versuche der Bebilderung des Inneren etc. sind deren konkrete Ausgestaltung. Individuation ist aber daneben immer auch ein soziales Geschehen, das den Anderen braucht, um voranzuschreiten: »Der Individuationsprozess hat zwei prinzipielle Aspekte: einerseits ist er ein interner, subjektiver Integrationsvorgang, andererseits aber ein ebenso unerlässlicher objektiver Beziehungsvorgang.

3.8 Die Idee der Individuation

Das eine kann ohne das andere nicht sein, wenn schon bald das eine, bald das andere mehr im Vordergrund steht« (Jung 1946b, GW 16 § 448). Jung erteilt hier den asketisch-einsamkeitssuchenden Erleuchtungswegen eine klare Absage. Jungs Entwicklungspsychologie ist klar spezialisiert auf die zweite Lebenshälfte. Er sieht in Kindheit, Jugend und jungem Erwachsenenalter andere Herausforderungen als in der zweiten Lebenshälfte: »Für den jugendlichen Menschen ist es beinahe Sünde oder wenigstens eine Gefahr, zu viel mit sich selbst beschäftigt zu sein, für den alternden Menschen ist es eine Pflicht und eine Notwendigkeit, seinem Selbst ernsthafte Betrachtung zu widmen« (Jung 1931, GW 8 § 785). Im Gegensatz zu Jung hat v. a. Erich Neumann an einem entwicklungspsychologischen Modell auch der frühen Kindheit gearbeitet. Der dabei wichtigste, auch weit über die Analytische Psychologie hinaus rezipierte Gedanke ist der der ›Urbeziehung‹ zwischen Mutter und Kleinkind, die Neumann auch als »Dual-Union« bezeichnet (Neumann 1969, S. 12). Dabei geht er davon aus, dass die Eltern die im Kind bereitliegenden Archetypen evozieren. Diese »Evokation der Archetypen und die damit verbundene Auslösung artmäßig angelegter psychischer Entwicklungen ist nicht ein innerpsychischer Prozess, sondern geschieht in einem Innen und Außen umschließenden archetypischen Wirklichkeitsfeld, das immer einen auslösenden »Außenfaktor«, einen Weltfaktor enthält und voraussetzt.« (ebd., S. 90). Die positive Mutterbeziehung ist so die Voraussetzung für den beginnenden Aufbau einer Ich-Selbst-Entwicklung sowie von »Bezogenheiten und Beziehungen überhaupt.« (ebd., S. 18). Eine frühe Urbeziehungsstörung führt zur Gefahr von Psychose oder schweren Frühstörungssymptomen (in moderner Sprache also zu einer sog. Borderline-Struktur).

Verena Kast (2005) weist auf eine weitere, in späterer Kindheit einsetzende entwicklungspsychologische Notwendigkeit hin: »Der Ich-Komplex eines Menschen muss sich »altersgemäß« von den Mutter- und Vaterkomplexen lösen, soll der Mensch seine altersgemäßen Entwicklungsaufgaben wahrnehmen können und über einen kohärenten Ich-Komplex – ein »hinreichend starkes Ich – verfügen können ...« (Kast 2005, S. 10).

Die eigentlichen Anforderungen der Individuation weist Jung allerdings in erster Linie der Lebensmitte, der zweite Lebenshälfte als dem »Rückweg des Lebens« (Muho 2016, S. 20) und auch dem Alter zu (moderne entwicklungspsychologisch orientierte Analytische Psychologen bezweifeln diese Phasenlehre allerdings bisweilen), ja man kann mit Recht die Analytische Psychologie als ›altersaffin‹ bezeichnen. Auch im Sterbeprozess scheinen die Individuationsaufgaben, gewollt oder ungewollt, erneut auf und bieten sich zu einer letzten, abschließenden Betrachtung an (Vogel 2015a), wie überhaupt die Analytische Psychologie als ein bedeutsamer Bestandteil einer modernen Thanatopsychologie zu verstehen ist (Vogel 2012).

Die Individuation ist nach Jung ein beständiger, energetischer Fluss auf ein zwar Erahnbares, aber nie eindeutig operationalisierbares Ziel, das Selbst hin: »So ist das Selbst auch das Ziel des Lebens, denn es ist der völligste Ausdruck der Schicksalskombination, die man Individuum nennt …« (Jung 1928b, GW7 § 404), und diese schwer bestimmbare ›Urausrichtung‹ ist die Grundlage des Prinzips der Finalität (▶ Kap. 3.5). Die Unterbrechung dieses Flusses macht den Menschen krank, die Aufrechterhaltung des Individuationsflusses ergibt Sinnerleben und Zufriedenheit. So ist das Fließenlassenkönnen primäres Therapie- und Lebensziel: »Die Wirkung, auf die ich hinziele, ist die Hervorbringung eines seelischen Zustandes, in welchem mein Patient anfängt, mit seinem Wesen zu experimentieren, wo nichts für immer gegeben und hoffnungsvoll versteinert ist, eines Zustands der Flüssigkeit, der Veränderung und des Werdens« (Jung 1929a, GW16 § 99). Das Fließen bezieht sich bei Jung auf viele Aspekte; es ist aber v. a. dargestellt im Begriff der bereits genannten Transzendenten Funktion, der dynamischen Verbindung der Gegensätze (▶ Kap. 3.6).

Zum weiteren Studium:

Vogel, R.T. (2017a) Individuation und Wandlung. Stuttgart: Kohlhammer

3.8.3 Persona und Schatten

Persona und Schatten sind zunächst kollektive psychologische Konzepte, d. h., sie haben allgemeingültige, überindividuelle Anteile als Grundlage individuell-psychologischer Schichten. Beide haben komplexhafte, d. h. biographische und v. a. beziehungsgeschichtliche wie auch archetypische Anteile. Als solche stehen sie genau zwischen den Tiefen des Kollektiven Unbewussten und dem individuellen bewusst-unbewussten Persönlichkeitsbereich.

Das Konzept der Persona (lat. *personare:* durchtönen – im griechischen Drama war die Persona die Maske, hinter der der Schauspieler sprach) ist ein bedeutsamer Beitrag der Analytischen Psychologie v. a. zur Sozialpsychologie, aber auch zu einigen wesentlichen Aspekten der Klinischen Psychologie und es ist erstaunlich, dass es in vielen jungianischen Grundlagenwerken nur randständig beschrieben ist. Auch wenn es sich um einen genuin jungianischen Begriff handelt, muss betont werden, dass auch die moderne Philosophie, etwa in Martin Heideggers Begriff des ›man‹, ähnliche Überlegungen hervorgebracht hat (Heidegger 1967). Die Persona ist diejenige weitgehend bewusste oder zumindest ohne große Anstrengung bewusstseinsfähige Seite unserer Psyche, die unser Bild zusammenfasst, wie wir von der Welt und eigentlich auch von uns selbst gesehen werden möchten. Sie ist Produkt der Übernahme gesellschaftlicher Erwartungen und Rollenvorschriften, von Geboten und Verboten, wie man sein soll oder auf keinen Fall werden darf, und beschreibt den »Kompromiss zwischen Individuum und Sozietät über das, ›als was einer erscheint‹. Er nimmt einen Namen an, erwirbt einen Titel, stellt ein Amt dar und ist dieses oder jenes« (Jung 1928b, GW7 § 246). Psychoanalytisch gesprochen ist die Persona zwischen Ich und Über-Ich anzusiedeln und stark identitätsbildend. Sie ist im eigentlichen Sinne ein sehr handlungswirksames Beziehungsgeflecht zwischen uns und unseren sozialen Strebungen und den Anderen und dem, was sie von uns wollen. Ihre unbewussten Schichten betreffen v. a. die Identifizierungsvorgänge, die zu den in der Persona internalisierten Normen und Regeln führten: Erst einmal wissen wir nicht, wie genau wir diejenigen geworden sind, die wir, zumindest in unserer Außendarstellung, sind. Und: Wir sind durchaus in der Lage, unsere Persona zu wechseln, d. h., wir alle tragen, ohne dass dies eine pathologische Komponente hätte, »wenigstens andeutungsweise Spuren einer Charakterspaltung« (Jung 1921, GW6 § 800).

Die Persona ist das Ergebnis von Identifikation, Internalisierung und Introjektion, aber auch von Modellernen und bewusster Nachahmung (Vogel 2015b) und ist von daher größtenteils Produkt der Kinder- und Jungendzeit. Gerade in der Pubertät entfaltet ihre Entwicklung eine besondere Dramatik und kommt dann zu einem weitgehenden Abschluss. Sie kann und muss aber im gesamten Lebenslauf Veränderungen erfahren.

Die Persona hat – der urjungianischen Idee der ›Bipolarität der Psyche‹ (► Kap. 3.6) folgend – eine positive und eine negative Seite.

Zunächst einmal hat die Persona eine Schutzfunktion; sie verhindert einen allzu raschen Einblick in unser Inneres und bewahrt so vor der Gefahr von übermäßiger Verletzung und Beschämung oder gar Gefährdung der Kohärenz des Ich. Eine gut ausgebildete Persona ermöglicht auch ein sicheres Auftreten, einen souveränen Umgang mit der Welt und den Menschen. Patienten mit sozialphobischen, selbstunsicheren oder ängstlich-dependenten Zügen haben meist Probleme damit, eine stabile Persona zwischen sich und den Objekten um sich herum aufzurichten. Die Persona als Teil der Kollektivpsyche (Jung 1916c, GW7 § 464ff) durch Identifikationen und Internalisierungen kollektiver Normen und Werte zunächst aufzurichten und sie anschließend wieder zu hinterfragen und zumindest teilweise wieder abzulegen ist Teil der menschlichen Entwicklungspsychologie.

Die unbewusste Übernahme von Personaaspekten aus den kollektiven Einstellungen und deren kritiklose Identifikation mit denselben zeichnen die »schwierigen«, unbelehrbaren und wenig selbstreflexiven Charaktere aus. Oft ist diese überstarke Identifikation aber defensiv entwickelt, d. h., ein überstarkes Festhalten an Personaanteilen dient in erster Linie der Abwehr dahinterliegender existenzieller Verunsicherungen. Die selbstsicherheitsstärkende Wirkung von Persona-Identifikationen kommt etwa im Tragen von Uniformen oder akademischen Titeln, zwei sehr deutlichen Demonstrationen der Persona, zum Ausdruck. Die heutige Gesellschaft fördert auch stark den Personaaspekt des Körpers. ›Körperkulte‹ wie Body-Modifications oder die Fitness-

und Gesundheitsindustrie trainieren regelrecht die Identifikation des Selbst mit der Körperpersona an. Auch autoritäre oder hoch-ideologische Gruppen bieten ihre Personabeschreibung v. a. denjenigen feil, die mangels Ich-Stabilität nach einem schützenden Korsett suchen. Gleichzeitig sind aber auch ein zu schwaches Interesse an der Außenwelt und eine nur eingeschränkte Identifikation mit der Persona nicht ungefährlich. Zum einen führen sie nicht selten zu einem ›falschen Leben‹, d. h., die Rollen, die ich spiele, sind weit von dem entfernt, der ich ›eigentlich‹ in meinem tiefsten Inneren bin oder sein möchte. Moderne Zeiterscheinungen wie das vielgenannte ›burn-out‹ sind häufig zurückzuführen auf einen mangelnden Bezug der Innerlichkeit eines Menschen zu dem, was er gesellschaftlich, etwa in Beruf oder Familie, darstellt. Dabei sind solche Personaanteile besonders ›klebrig‹ und kaum loszuwerden, die mit hohen sozialen Gratifikationen einhergehen. Sie verführen stark zu einer ausschließlichen Identifikation (Mein Beruf bin ich!) mit dem enormen Risiko eines schweren psychischen Einbruchs, wenn dieser Personaaspekt in Gefahr gerät oder gar (etwa durch einen Arbeitsplatzverlust oder den Eintritt in die Berentung) wegbricht.

Die Persona kann dem menschheitsimmanenten Individuationsstreben entgegenstehen. Das »Werde, der du bist« mag das ein oder andere Mal eine andere Richtung einschlagen als das »Werde, wie andere dich haben wollen«, Konflikte sind hier vorbestimmt. Idealerweise bilden wir eine flexible, anpassungsfähige, aber nicht beliebige Persona aus, mit der wir in guter Übereinstimmung stehen, mit der allerdings keine radikale Identifizierung besteht. Um auf dem Individuationsweg voranzuschreiten, ist es bisweilen auch nötig, bisher wertgeschätzte Personaanteile aufzugeben, d. h., sich das ein oder andere Mal von den kollektiven Vorgaben zu lösen. Gleichzeitig können bewusst gewählte Personaaspekte, wie etwa die Zugehörigkeit zu einer spirituell ausgerichteten Gruppe, individuationsfördernd sein, ja ohne eine ausreichend vorhandene Persona als »eine Art Brücke zur Welt« (Jung/Jaffé 2009, S. 440) ist Individuation gar nicht denkbar.

Das Schattenkonzept gilt als eine der bedeutendsten Teiltheorien der Analytischen Psychologie, und dies, obwohl Jung selbst in seinen Hauptwerken nur wenig davon beschrieb und die Herleitungen und

Auffassungen des Schattens in der Scientific Community der Jungianer je nach theoretischer Schwerpunktsetzung sehr heterogen ausfallen (Marlan 2010). Das sehr erfahrungsnahe und mit hoher Augenscheinvalidität ausgestattete Konzept des Schattens, oft als Gegenbegriff zur Persona formuliert, hat, ebenso wie die Persona selbst, gesellschaftliche wie auch individuelle Aspekte.

> »Und so meint Schatten alles was wir im Dunkeln unserer Persönlichkeit mit uns herumtragen. Haltungen, Einstellungen, Verhaltensweisen zumeist, die wir nicht zeigen durften, bzw. meinten, nicht zeigen zu dürfen (…). Die Persona ist unser Schutz. Sie zeigt, was von uns willkommen ist (auch: was wir meinen, was willkommen ist). Im Schatten, den die Analytische Psychologie als relativ autonomen, d. h. zunächst nicht irgendwelchen bewussten Veränderungsmöglichkeiten zugänglichen psychischen Faktor beschreibt, hingegen liegt, was nicht willkommen ist (oder von dem wir annehmen, dass es nicht willkommen ist)« (Johnson 2013, S. 11ff).

Tritt die Persona zurück, so kommen diejenigen Aspekte des Menschen zum Vorschein, die durch diese verdeckt wurden, die zu unserer Ganzheit gehören und doch bewusst oder (vorwiegend) unbewusst ins Dunkel gestellt wurden, denn »ohne falschen Schleier und sonstige Verschönerungsmittel (…) tritt der Mensch hervor, wie er ist, und zeigt das, was zuvor unter der Maske der konventionellen Anpassung verborgen war, nämlich den Schatten« (Jung 1946b, GW16 § 452). Zunächst von Jung (1912a) als »inferiorer«, d. h. ›niederer‹, ›untengelegener‹ und bisweilen auch ›unterdrückter‹ Anteil der Psyche bezeichnet, gehören zu ihm zunächst alle dunklen Aspekte des kollektiven und individuellen Menschseins. Die Inhalte des Schattens können also nicht einfach aufgelistet werden. Vielmehr werden sie primär durch Affekte bewusst, die anzeigen, dass wir in die Nähe vom Schattenhaften in uns geraten sind. Diese Gefühle sind v. a. die Scham, dann aber auch Angst und Panik, Hass und Wut. Dazwischen liegen die »Halbschattengewächse« Neid oder Eifersucht, die zwar schon auf Schattenhaftes verweisen, aber doch noch so ›harmlos‹ sind, dass sie bewusst angeschaut werden können. Sie sind oft eine erste Brücke und ermöglichen eine Sammlung von Mut zur Konfrontation mit den eigentlichen Schattenaspekten (Vogel 2012).

3.8 Die Idee der Individuation

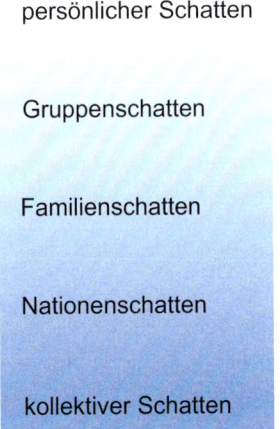

Abb. 3: Achse der Schatten-Kollektivität (siehe auch Vogel 2015b, S. 17)

In einer »Achse der Kollektivität« (Vogel 2015b, S. 17) steigen die Schattenschichten bis hinab in die archetypischen Bereiche des Bösen an sich. Die Abbildung zeigt die einzelnen Ebenen (▶ Abb. 3).

In seiner Ganzheit spricht Renate Daniel (2018, S. 85ff) vom Schatten als dem »dunklen Selbst«. Die Ausformung des je individuellen Schattens beginnt bereits ab der Geburt des Kindes »durch unausgewogene Einprägungen in der Seele des Kindes von einigen wenigen Archetypen«, v. a. dem Mutter- und dem Vaterarchetyp, primär vermittelt durch die realen Erfahrungen mit den Eltern. »Er ist ein Abgrund von nicht gelebtem Leben, verdrängten Fähigkeiten, Verletzungen und Enttäuschungen, von Hass und Wut, von Sehnsucht nach Liebe und Wärme usw.« (Schwery 2008, S. 35). Wenig integrierte persönliche oder familiäre Schattenanteile »schaffen (dann) eine Bruchstelle, durch die sich der kollektive Schatten einschleichen kann.« (v. Franz 2012, S. 12), weshalb sich die therapeutische Arbeit am Schatten von außen nach innen, also von den persönlichen langsam zu den kollektiven Schichten hinbewegt. V. a. diese kollektive Schattenschicht (die etwa das der Menschheit zur Verfügung stehende Potenzial an Destruktivität beinhaltet) flößt bei Annäherung – zurecht – gehörigen Respekt ein, stellt sie doch den »dunklen Bruder der Menschheit überhaupt« (Neumann 1993, S. 9) dar und Angst ist die zunächst durchaus passende Emotion. Vom selben Autor gibt es bzgl. des Umgangs mit dem eigenen Dunkeln die individual- wie sozialpsychologische Unterscheidung einer »Alten Ethik«, in der der Mensch, um selbst vom Negativen und Bösen frei zu werden, dieses projiziert und es im Anderen, auch im anderen Volk oder dem Fremden überhaupt, bekämpft wird, und einer ›Neuen Ethik‹, die im eigentlichen Sinne auch therapeutisches Ziel ist und die davon ausgeht, dass es unumgänglich ist, dass jeder Einzelne bereit sei, »sein Böses anzunehmen« und dass der Akt des Annehmens »durch keine Relativierungsversuche verkleinert oder verschleiert werden« dürfe. Das Ich müsse »von seinem Thron herabsteigen und seine individuelle, konstitutionelle und schicksalsmäßige und historische Unvollkommenheit realisieren (Neumann 1993, S. 49). Der ›ganze‹ oder ›geeinte‹ Mensch, der das Ziel des Individuationsprozesses darstellt, ist also nicht der ›nur gute‹ Mensch, sondern der, der sich auch seiner dunklen Seite gewahr wird und zu dieser eine beständige Beziehung unterhält. Jung selbst hat immer wieder darauf hingewiesen, dass für ethische Entscheidungen eine maximale Bewusstheit erforderlich sei (z. B. 1912a, GW5), denn: »Unglücklicherweise gibt es keinen Zweifel an der Tatsache, dass der Mensch im ganzen genommen weniger gut ist, als er sich einbildet oder zu sein wünscht. Jedermann ist gefolgt von einem Schatten, und je weniger dieser im bewussten Leben des Individuums verkörpert ist, umso schwärzer und dichter ist er« (Jung 1939a, GW11 § 131).

Die kollektiven Schattenanteile stellen auch das Fremde in uns dar, d. h., bei genauer Untersuchung finden wir in unserem Seelenleben Anteile, die nicht durch unsere Biographie erworben wurden, auf diese nicht zurückführbar sind. Die wären nämlich das Freud'sche intrapsychische ›Fremde‹, das aber doch Teil des Eigenen werden kann, weil es dem Eigenen entspringt. Die Analytische Psychologie geht in ihrem Konzept des archetypischen Schattenanteils einen wesentlichen Schritt weiter.

Das Konzept des Schattens ist insoweit zentral im Theorienkanon der Analytischen Psychologie, als in ihm »Jungs lebensgeschichtliches Grundmotiv, die sinnhafte Integration abgespaltener, als sinnlos oder

3.8 Die Idee der Individuation

unmoralisch denunzierter Teile der eigenen Persönlichkeit, wohl am stärksten durchschlägt« (Brumlik 1993, S. 69). Im Prozess der Individuation kommt der bewussten Auseinandersetzung mit dem Schatten eine zentrale und zeitlich an erster Stelle stehende Rolle zu. Die ›Arbeit am Schatten‹ beginnt damit, und darauf wies Jung immer wieder hin, ihn als zu sich gehörig zu akzeptieren, denn »da nun das Böse unvermeidlich ist, so kommt man nie aus der Sünde ganz heraus, und diese Tatsache ist es, die man anerkennen muss« (Jung 1972, Briefe Bd. III, S. 96f). In Jung'schen Kreisen ist man sich also über eine folgenschwere Tatsache einig, nämlich dass »eine vollständige Assimilierung des Schattens nicht möglich« ist (Dieckmann 1981, S. 79). »Was den Einzelnen so erschüttert«, so Erich Neumann »ist die Notwendigkeit, einzusehen, dass die andere Seite trotz ihres ich-feindlichen und ich-fremden Charakters Teil der eigenen Persönlichkeit ist. Die große und schreckliche Lehre vom ›Das bist du‹, welche als Leitmotiv durch die ganze Tiefenpsychologie führt, beginnt beim Schatten mit einem schmerzlichen und überaus dissonanten Akkord« (Neumann 1993, S. 72). Mächtige unbewusste Abwehr- und bewusste Vermeidungsprozeduren werden aufgefahren, um diese Tatsache von unserem (Selbst-)Bewusstsein fernzuhalten. Die bedeutsamsten davon sind (Vogel 2015b):

- Schattenprojektion (die eigenen abgewehrten Anteile werden auf einen geeigneten – weil z. B. unbekannten – Anderen projiziert, in diesem erkannt und gefürchtet oder bekämpft)
- Schattendelegation (bewusste oder unbewusste Mechanismen sorgen dafür, dass andere an meiner Stelle die von mir abgewehrten Schattenaspekte ausleben)
- Schattenverdrängung bzw. Nicht-Wahrhabenwollen von eigenem Schattenhaften
- Schattenidentifikation (der Schatten wird nicht mehr als zu fürchtender Anteil des eigenen Innenlebens gesehen, sondern die gesamte Person stellt sich in ihren Dienst)

Obwohl also selbst das »Böse« dem Schatten zugehörig ist, darf der Terminus Schatten aber nicht mit rein negativ konnotierten Begrifflichkeiten gleichgesetzt werden. In ihm finden wir z. B. auch alle bisherigen und zukünftigen ungelebten Lebensvariationen. Der Kontakt mit dem Schattenhaften vermag uns also, etwa über die Vermittlung von Affekten wie Neid, anzuspornen, wir entwickeln Sehnsüchte und Ehrgeiz. Im Schatten ist, wie in allen Komplexen, auch ein großes energetisches Potenzial zu vermuten, das ›angezapft‹ werden kann, wenn wir uns ihm stellen. Gleichzeitig werden energetische Valenzen frei, wenn wir nicht mehr ständig damit beschäftigt sind, allzu hohe Abwehrbarrieren zu errichten (nicht selten sind die in vielen psychischen Störungsbildern zu beobachtenden ›Antriebsstörungen‹ notwendige Konsequenz eines ›Energieverschleißes‹ infolge heftiger Abwehraktivitäten). Und schließlich ist auch der im Folgenden beschriebene anzustrebende Umgang mit dem Schatten, nämlich der Schattenstreit, eine höchst energetische und lebendige Angelegenheit.

Wie soll also mit der Tatsache des »kentaurisch« (Jung 1912a, GW5 § 678) mit dem Menschen verbundenen Schattens (therapeutisch) umgegangen werden? In Jung'schen Kreisen wird oft eine Aussöhnung oder »Versöhnung« mit dem Schatten angezielt, was angesichts dessen Ausmaßes u. U. zu euphemistisch und evtl. auch wieder den Schatten verkleinernd daherkommt. James Hillman meint dazu:

> »Eigentlich ist die Heilung (des Schattens) ein Paradox, denn sie hat zwei widersprüchlich erscheinende Voraussetzungen: das moralische Eingeständnis, dass diese Seite meiner selbst eine Last ist, untragbar, und sich ändern muss und das liebevolle, lachende Akzeptieren, das man sie einfach nimmt, wie sie ist, freudig und ein für allemal. Man müht sich nach Kräften und fügt sich drein, man urteilt mit aller Härte und spielt freudig mit – beides zugleich. Westliche Moralität und östliches Loslassen – erst zusammen sind sie die ganze Wahrheit.« (Hillman 1993, S. 221).

Die Konfrontation mit den Schattenaspekten im Inneren erfordert Vorbereitung und Begleitung! Sie ist zentraler Gegenstand der Psychotherapie, die zunächst die positiven Selbstanteile zu würdigen und zu stärken hat, u. U. auch psychologische ›Techniken‹ vermittelt, um dem Dunklen standzuhalten (Vogel 2015b), und sich dann behutsam annähert. Schwery (2008) bringt diesen Vorgang in die Nähe des buddhistischen »unterscheidenden Erkennens«, das Betrachtung und Akzeptanz ohne Identifikation ermöglicht.

Die Ziele der Arbeit am Schattenthema sind dann (Vogel 2015):

1. Bewusstwerdung der eigenen Schattenanteile
2. Akzeptanz der Schattenanteile als zu sich gehörig
3. beständiges ›Schattenstreiten‹

Der Streit wurde bereits als adäquate Umgangsweise mit dem psychischen Gegensatzproblem dargestellt (▶ Kap. 3.6). Es geht um ein nicht-gleichmachendes Ringen mit dem Anderen, dem Dunklen, aber auch dem leben-Wollenden, um ein Kraftvolles »mit sich selbst zusammenleben«, wie Hannah Arendt es 1964 in einem Rundfunkinterview ausdrückte.[1] Die Hoffnung auf einen Sieg des Nur-Guten, Nur-Positiven, Nur-Hellen wird aufgegeben, ebenso wie die Hoffnung auf eine Integration im Sinne einer Gleichmachung und damit doch wieder indirekten Verkleinerung des Schattenaspekts. Die Dynamik liegt in der Verantwortungsübernahme im Streit, der nicht im Sinne eines überhöhten Gewissensanspruchs erfordert, »in jeder Situation das Vernünftige zu tun, sondern sich in jeder Situation zu entscheiden, wer man konkret werden und sein will« (Mader 2005, S. 371). Die Analytische Psychologie rückt mit diesem ›Lösungsvorschlag‹ erneut in die Nähe existenziell-psychotherapeutischer Ansätze.

Zum weiteren Studium:

Kast, V. (2016) Der Schatten in uns. Ostfildern: Patmos
Vogel, R.T. (2015) Das Dunkle im Menschen. Stuttgart: Kohlhammer
Zweig, C., Abrams, J. (Hg.) (1990) Meeting the Shadow. New York: Penguin

---

[1] http://www.hannaharendt.net/index.php/han/article/view/114/194 (Zugriff am 26.04.2018).

3.8.4 Anima und Animus

Während Persona und Schatten noch erhebliche individuelle, aus der Biographie des Einzelnen herleitbare Anteile aufweisen, handelt es sich bei den Konzepten von Anima und Animus nun um wirklich archetypische Figuren (Jung 1912a, GW5 § 611). Sie nehmen als »a particular embodiment of the archetype in an individual« (Frattaroli 1997), zusammen mit persönlichen Beziehungserfahrungen, Komplexcharakter an. Als »Seelenbilder« können sie sich dazu u. U. etwa in Träumen oder Imaginationen zeigen, im Gewand auch persönlich bekannter Menschen und in ihrer Ausgestaltung abhängig von realen früheren Beziehungen auch, aber nicht ausschließlich zu den Eltern. Oft ist ihre ›bevorzugte‹ Bebilderung der oder die ›Geheimnisvolle Fremde‹, aber auch »fast immer eine komplex-schillernde Erscheinung«, Jacobi 2006, S. 117). Der Animus einer Frau wäre dann z. B. die Verbindung all ihrer Erfahrungen in ihren Beziehungen zu Männern plus alle Beziehungserfahrungen der Frau mit dem Mann durch die gesamte Menschheitsgeschichte hindurch. Dadurch werden Animus und Anima zu »Archetypen der Beziehung und der Bindung« (Kast 2014c, S. 61).

Das Konzept dieser beiden inneren Figuren hat bereits bei Jung, v. a. aber bei dessen Nachfolgern, eine erhebliche Entwicklung durchgemacht, von Jungs früher Formulierung der Anima (entsprechend der lateinischen Bedeutung des Terminus) als Seele und somit als Gegenbild zur Persona über die Idee des personifizierten gegengeschlechtlichen und unbewussten Potenzials (Anima als unbewusste Seite des Mannes, Animus als unbewusste Seite der Frau) bis hin zur Archetypik der ›inneren Begleiter‹, also derjenigen personifizierten Aspekte unseres Seelenlebens, die bei der Erkundung des unbewussten Raums hilfreich sind und die in Mythologie etwa durch Hermes, in der Gnosis durch Sophia, in der Literatur etwa durch Dantes Vergil bzw. Beatrice dargestellt wurden.

Die weitgehend relativierte Idee der intrapsychischen Gegengeschlechtlichkeit hat lediglich noch dort eine heuristische Funktion, wo es um die Frage geht, ob nicht das Auftauchen etwa einer Animagestalt im Traum eines Mannes oder aber eine überhohe Faszination für eine Frau ein dem Jung'schen Komplementaritätsgedanken folgender

3.8 Die Idee der Individuation

Hinweis auf eine notwendige Kontaktaufnahme auch mit den eigenen femininen Zügen sein könnte. Es geht dabei »um eine Entwicklung, die eigene Geschlechtsidentität mit Aspekten des anderen Geschlechts zu bereichern (...), auf diese Weise zu einem ›mehr ganzen‹ Menschen zu werden« im Sinne »einer Art ganzheitlicher psychologischer Androgynität« (Schnocks 2013, S. 133f). Als Paar gelten Anima und Animus in dieser klassischen Sichtweise als »twin archetypes of the contrasexual« (Singer 1994, S. 185; zum Versuch der Anwendung des Anima-Animus-Konzepts auf das Gebiet der Homosexualität und dessen kritischer Rezeption vgl. Roth 2009). Hier würden Animus und Anima durchaus dem Schatten, also dem Ungelebten zuzuordnen sein, der sich über eine Personifizierung oder Projektion Ausdruck verschafft. Jacobi weist auf die Notwendigkeit hin, »zwischen einer inneren und einer äußeren Erscheinungsform von Animus und Anima zu unterschieden. Der inneren begegnen wir in unseren Träumen, Phantasien, Visionen (...), der äußeren jedoch, wenn ein Mensch des anderen Geschlechts aus unserer Umgebung zu einem Projektionsträger nur eines Stücks unserer unbewussten Psyche oder unseres ganzen unbewussten Seelenanteils wird, und wir nur nicht merken, dass es gleichsam unser eigenes Inneres ist, das uns derart von außen entgegentritt« (Jacobi 2006, S. 116). Je nach individueller Beschaffenheit der Persona äußern sich die persönlichen Schichten von Anima und Animus als deren – eben meist projizierter – Gegensatz, und je stärker die Identifizierung mit der Persona ausfällt, desto unbewusster bleiben Anima und Animus. Gerade also die Zurücknahme der Anima- bzw. Animus-Projektionen, die nach moderner Vorstellung eben nicht mehr nur gegengeschlechtlich erfolgen, sowie das Auffinden der projizierten Inhalte in der eigenen Psyche stellen im Individuationsprozess eine zentrale Aufgabe dar. Die kennzeichnenden Affekte, dass wir es mit einer Anima- oder Animuskonstellation zu tun haben, sind »die Faszination, ein Gebanntsein, Gefesseltsein, eine vitale Vorform der Konzentration (und) äußert sich in der Verliebtheit als Eros, als Sehnsucht, als Inspiration« (Kast 2014c, S. 60). Auch Sexualität und erotische Spannung leiten sich daraus ab und werden so, in krassem Unterschied zur klassischen Psychoanalyse, nicht primär dem Triebhaften zugeordnet. Dies alles hat weitreichende, manchmal gefährdende, oft aber entwicklungsfördernde Konsequenzen: »Die Fantasie wird belebt, es entsteht eine große Nähe zum Unbewussten, und eine neue Selbstwahrnehmung stellt sich ein« (ebd.). Die heute aber vorherrschende Bedeutung von Animus und Anima setzt ergänzende Schwerpunkte. Jung bezeichnete letztere als »eine Brücke zum Unbewussten, als die *Funktion der Beziehung zum Unbewussten*« (Jung 1929a GW13 § 62), die sich in Form eines inneren Begleiters oder eines Weggefährten in männlicher oder weiblicher Ausprägung bebildert: »Die natürliche Aufgabe des Animus (wie auch der Anima) liegt darin, eine Verbindung zwischen dem individuellen Bewusstsein und dem kollektiven Unbewussten herzustellen. (…) Animus und Anima sollen als eine Brücke oder als Tor zu den Bildern des kollektiven unbewussten funktionieren …« (Jung/Jaffé 2009, S. 440). Das hier vorgeschlagene Motiv des inneren Begleiters oder auch Führers ist bis in uralte spirituelle und v. a. schamanische Heilertraditionen zurückzuverfolgen. Heute spielen diese v. a. imaginativ aufzusuchenden Gestalten quer durch die Psychotherapieschulen eine große Rolle, so etwa in der psychodynamischen Tradition bei Luise Reddemann (2016) oder in der modernen Verhaltenstherapie bei Frederike Potreck-Rose (2017). Die moderne psychotherapeutische Ableitung des Gedankens innerer Begleiter oder Helfer aus den Schriften C. G. Jungs schon vor hundert Jahren wurde lange Zeit in der Psychotherapielandschaft vernachlässigt, ist aber in jüngerer Zeit zunehmend zu beobachten (z. B. Reddemann und Stasing 2013). Es macht sich hier jedoch ein äußerst relevanter Unterschied zwischen diesen aktuellen Nutzungsvarianten des Begleitermodells und der Sichtweise der Analytischen Psychologie deutlich, das uns bzgl. des imaginativen Arbeitens generell noch einmal begegnen wird (▶ Kap. 5.5): Während die modernen, meist auf kurze und rasch effektive Verfahren abzielenden imaginationszentrierten Therapiebausteine meist klare Anweisungen zur Imagination, also zur Ausrichtung innerer Begleiterfiguren liefern, bis hin zur genauen Vorgabe der Imagination von »hilfreichen Wesen«, »Krafttieren« etc., geht die archetypisch und damit stark ressourcenorientierte Psychologie C. G. Jungs davon aus, dass wir es mit den inneren Begleitern mit einem Stück psychischer Realität zu tun haben, den inneren Begleiter also bereits in uns tragen, dass dieser sich in den entsprechenden Situationen uns auch zeigt und wir es nicht nötig haben bzw. es sogar verfälschend sein kann, wenn diese Figur zu stark durch Interventionen ›von außen‹ bestimmt wird. Gleichzeitig warnt die Archetypenpsychologie auch vor einer einseitigen Idealisierung des inneren Begleiters oder Helfers. Archetypen sind, wie wir inzwischen wissen, immer bipolar aufgestellt, d. h., es ist auch mit negativen ›Absichten‹ oder ›Wirkungen‹ innerer Figuren zu rechnen und ein kritisches Ich, das sich mit ihnen in Beziehung bringt, bleibt erforderlich.

3.9 Jungs »Energetik der Seele«

Die Auffassung eines energetischen Geschehens im Seelischen durchzieht, quasi im Hintergrund, sämtliche Kernkonzepte der Analytischen Psychologie. Der energetische Begriff der Libido wurde erstmals 1905 von Freud in seinen ›Drei Abhandlungen zur Sexualtheorie‹ in die Psychologie eingeführt. Jung beschrieb schon 1912 in seinem zum Bruch mit Freud führenden Grundsatzwerk »Wandlungen und Symbole der Libido« (GW5) eine von der Psychoanalyse abweichende Theorie der Libido, nachdem er aber schon weitaus früher über das Phänomen der »psychischen Energie« spekulierte. In seinem Aufsatz »Über die Energetik der Seele« 1928 (Jung 1928d, GW8) führt Jung diese Linie fort und reagiert auf Kritiker. Jung erweitert den klassischen Libidobegriff weit über das Sexuelle hinaus als »Kraft des Begehrens und Strebens, im weitesten Sinne als psychische Energie« (Jung 1912, GW5 § 98). Diese psychische Energie bezeichnet er auch als »Lebensenergie« (Jung 1928, GW8). Jung schreibt in unterschiedlichen Aufsätzen der psychischen Energie verschiedene Eigenschaften zu.

1. Die psychische Energie hat (auch) einen quantitativen Aspekt und folgt dem Äquivalenzprinzip (bleibt insgesamt immer gleich, trotz aller Verschiebungen).
2. Der Libidofluss ist dem Menschen inhärent.

3. Die Spannung zwischen den Gegensätzen bestimmt den Energiefluss.
4. Die Libido fließt zielgerichtet und steht einer mechanistischen (kausalen) Betrachtung des Menschen entgegen (Jung 1948, GW8).
5. Die Libido hat drängenden Charakter. Nicht zugelassene Energieströme, die ins Leben drängen, oder nicht stattfindende Verwandlungen der Libido haben einen pathogenen Faktor. Das gilt erst Recht für eine ›Aufstauung der Libido‹.
6. Libido kann auch projiziert werden (z.B. in ein Gottesbild) (Jung 1912, GW5 § 89).
7. In Komplexen ist psychische Energie gefangen, durch Arbeit am Schatten kann psychische Energie freigesetzt werden.
8. Libido äußert sich in Symbolisierungen (z.B. als Sonne, Feuer etc.).
9. Libido differenziert sich in zahlreiche Funktionen.
10. Es gibt eine Wechselwirkung zwischen physischer und psychischer Energie.

Der Analytischen Psychologie ist der Hypothesencharakter ihrer Konzepte durchaus bewusst. In seinem »Versuch einer Darstellung der psychoanalytischen Theorie« von 1912 schreibt Jung: »dass die Libido, mit der wir operieren, nicht nur nicht konkret oder bekannt sei, sondern geradezu ein X ist, eine reine Hypothese, ein Bild oder Rechenpfennig, ebenso wenig konkret fassbar wie die Energie der physikalischen Vorstellungswelt« (Jung 1912b, GW4 § 281). Trotz dieser erkenntnistheoretischen Relativierung ist die Libidotheorie für die praktische Psychotherapie bisweilen von hohem heuristischen Wert, etwa wenn direkt erfahrbare energetische Themen wie der Antriebsverlust von depressiven Menschen verstanden und bearbeitet werden möchten.

3.10 Die Analytische Psychologie, die »gehobenen Emotionen« und die Liebe

»Gehobene Emotionen« wie etwa »Interesse, Zufriedenheit, Freude, Hoffnung« (Kast 2016h) werden in der Analytischen Psychologie zwar durchaus im Zusammenhang mit Komplexkonstellationen oder archetypischen Einflüssen gesehen, sie spielen allerdings als eigenständiges seelisches Phänomen in der dortigen Betrachtung der menschlichen Psyche eine ebenso große Rolle wie das Studium der negativen Gefühle wie Angst, Verzweiflung oder Depression in ihrem Zusammenhang mit Pathologien. Das wird z. B. deutlich bei den Erörterungen etwa zur Emotion der Freude von Verena Kast (Kast 2008b) und ihrem Ratschlag, nicht nur Krankheitsanamnesen, sondern auch »Freudenbiographien« zu erstellen (Kast 2007, 2016f). Auch der Hoffnungsaspekt, bereits häufig als zentraler Wirkfaktor psychotherapeutischen Handels nachgewiesen (z. B. Yalom 2000), erfährt eine besondere Beachtung (Kast 2001).

Die vielleicht höchste Form gehobener Emotionen, die Liebe zu einem anderen Menschen – und um nur diese Form der Liebe soll es in den nächsten Zeilen quasi beispielhaft gehen –, v. a. die Liebe eines Mannes zu einer Frau, war für C. G. Jung, da sind sich die meisten seiner Biographen wohl einig, zeitlebens keine einfache Sache. Er bezeichnet die Liebe als »die klassische psychische Triebkraft« und »Beziehungsfunktion« (Jung 1912a, GW5 § 97) und als »Schicksalskraft par excellence« (Jung 1912a, GW5 § 98). In seinen Erinnerungen bekennt er: »Meine ärztliche Erfahrung sowohl wie mein eigenes Leben haben mir unaufhörlich die Frage nach der Liebe vorgelegt, und ich vermöchte nie, eine gültige Antwort zu geben« (Jung/Jaffé 2009, S. 384) und an anderer Stelle: »Das Problem der Liebe gehört zu den großen Leiden der Menschheit, und niemand sollte sich der Tatsache schämen, dass er seinen Tribut daran zu zahlen hat« (Jung 1924, GW17 § 219). Eine systematische Psychologie der Liebe liegt von Jung nicht vor, jedoch kann ein Großteil seiner Hauptkonzepte für das Verständnis der Liebesempfindung nutzbar gemacht werden:

a) Das alchemistische Modell intersubjektiver Beziehung gilt für alle nahen zwischenmenschlichen Beziehungen. Liebesbeziehungen sind also ebenfalls dadurch zu verstehen als gegenseitiges Ineinanderfließen unbewusster Schichten der Partner und unvermeidbare gegenseitige Beeinflussungen, ja Veränderungen. Wie in eine therapeutische Beziehung, so kann man auch in eine Liebesbeziehung nicht eintreten mit dem Anliegen, durch diese nicht verändert zu werden. Die ›extreme‹ Variante des Ineinanderfließens ist die sog. *participation mystique*, die gar ein zeitweises »mit-dem-anderen-identisch-Werden« meint. Liebensbeziehungen leben, um für die Partner förderlich zu sein, von der Fähigkeit zu einer solchen *participation* und gleichermaßen von der Kompetenz, diese immer wieder auch zu aufgeben zu können.

b) Das Modell einer Komplex-Reinszenierung meint die Vorstellung, ein Lebensgefühl komme dadurch auf, dass der geliebte Partner entweder optimal dabei behilflich ist, frühere Komplexepisoden wiederherzustellen, oder dass er/sie Hoffnungsträger ist, alte Komplexkonstellationen nun endlich zu lösen. Es ist quasi das ›Neurosenmodell‹ von Liebesbeziehungen. Sicher ist in allen bedeutsamen zwischenmenschlichen Beziehungen die eine oder andere Komplexkomponente auffindbar, um den anderen aber als den zu sehen, der er tatsächlich ist, und nicht entstellt durch eine Subsummierung der Person unter dem Bild früherer Akteure einer Komplexkonstellation, ist es von Bedeutung für eine ›reife‹, d. h. nicht in Regression gefangene Liebesbeziehung, seine eigenen beziehungsrelevanten Komplexfelder weitgehend bewusst zu haben.

c) Auch der archetypische Komplexkern spielt eine Rolle beim Liebesempfinden. Große Liebesgefühle, so ist zu vermuten, haben immer mit einer zumindest vorübergehenden Inflationierung durch den positiven Pol eines Archetyps zu tun. Da wird die Partnerin als die ›Große Mutter‹ oder als ›Aphrodite‹, der Partner als der große Held erlebt und das gesamte Faszinosum archetypischen Erlebens bricht auf. Gleichzeitig kann die Liebe des anderen auch eigene archetypische Identifikationen auslösen. Man sieht sich selbst in der Folge in überhöhter Art und Weise.

Hier gilt es, die Kraft des Archetyps durchaus zu genießen, immer

3.10 Die Analytische Psychologie, die »gehobenen Emotionen« und die Liebe

aber mit dem Wissen eines ›Als-ob‹: In der Liebe darf – oder muss – sich, so die Konsequenz der Archetypenpsychologie, z. B. die Partnerin auch einmal ›anfühlen‹ wie Aphrodite persönlich. Von überragender Bedeutung ist aber, sich dabei immer bewusst zu machen, dass sie die Göttin nicht wirklich ist, dass sie eben gerade ein Symbol ist und es irgendwann an der Zeit ist, diese Symbolisierungen wieder zurückzunehmen. Gelingt dies nicht, sind tiefe Enttäuschungen vorprogrammiert oder der andere wird manipuliert, um ihn so lange wie möglich dem archetypischen Bild angenähert zu erleben.

d) Eine Anima- bzw. Animus-Sehnsucht als Grundlage von Liebesgefühlen meint die oft mit einem hohen Faszinationsgehalt ausgestattete Wahrnehmung, der andere habe all das, was einem selber fehlt, er sei quasi die notwendige zweite Hälfte, um eine vollständige Existenz leben zu können. Es handelt sich aber um projektive Vorgänge, d. h., eigene Mangelerlebnisse führen nicht zu einer Suchbewegung im eigenen Inneren, sondern zur Überzeugung, das eigene Fehlende im andern zu finden, »ich phantasiere mir eine Ganzheit verheißende, beglückende, anregende Verbindung von Frau und Mann, ausgelöst durch einen Partner oder eine Partnerin« (Kast 1990, S. 19). Im negativen Fall entstehen dadurch große Abhängigkeiten vom Andern, die Selbstentwicklung wird durch die Liebesbeziehung blockiert und der andere wird, zumindest zeitweise, in ein übermäßig glänzendes Licht getaucht. Im positiven Falle führt eine solche Liebesbeziehung aber zu einer Anregung durch den Partner, sich durch die Beziehung an die eigenen vermissten Anteile anzunähern.

e) Kompensationstheoretische Annahmen gehen in eine ähnliche Richtung. Jung stellte z. B. fest, » dass der Mann in der Mehrzahl der Fälle wahrscheinlich eine Frau vom entgegengesetzten Typus heiratet« (Jung 1921, GW6 § 898). Auch hier mag eine Ganzheitssuche Pate stehen. Und auch hier kommt es, jungianisch betrachtet, existenziell darauf an, sich nicht auf der Kompensation durch den anderen auszuruhen. Vielmehr ist es die Aufgabe der Liebenden, das ihnen Fehlende, das Unterdrückte, im Schatten Liegende ›herauszulieben‹: »Vielleicht entsteht Liebe nur dann, bricht hier nur dann auf, wenn wir in einen geliebten Menschen seine besten Möglichkeiten hineinsehen und aus ihm heraus lieben können« (Kast 1990, S. 15).

f) Deutlich wurde, dass das Lieben unter dem Gesichtspunkt der Analytischen Psychologie insgesamt unter einem Individuationsblickwinkel gesehen wird. In der wirklichen Liebensbeziehung, so könnte man zusammenfassend sagen, fördert der eine Partner den Individuationsprozess des anderen, trägt zu seiner Entwicklung bei. Einen Begriff von Helm Stierlin (1987) um die Jung'sche Theorie erweiternd, kann man in diesem Zusammenhang berechtigt von einer »Ko-Individuation« sprechen, die sich in Liebensbeziehungen vollziehen kann.

3.11 Die Analytische Psychologie und das Bild

3.11.1 Das Bild als unmittelbarer Ausdruck des Seelischen

Die gesamte Entwicklung der Tiefenpsychologie durchzieht eine Nähe ihrer Gegenstände und Methoden zum Künstlerischen, namentlich zu den Bildenden Künsten. »Als verbindene Elemente zwischen Kunstgeschichte und Psychoanalyse erweist sich hierbei die gemeinsame Verwurzelung in der Philosophischen Tradition einer Ästhetik des Affektiven« (Gehrig und Pfarr 2017, S. 11). Im Gegensatz allerdings zur klassischen Psychoanalyse und auch den Entwicklungen der Kognitiven Verhaltenstherapien, die sich beide in guter alteuropäischer Geistestradition der – bisweilen auch heilenden – Wirkung des (gesprochenen oder erkannten) Wortes auf die menschliche Psyche sicher sind, vertraut die Analytische Psychologie dieser nur relativ und fordert dessen Anreicherung, ja zeitweise sogar dessen Ersatz durch das Bildhafte, v. a. wenn es um schwierige, oft im präverbalen Entwicklungsraum begründete und somit nicht oder nur bedingt versprachlichbare affektive Reaktionen geht. Sie trägt so »einer systematischen und disziplinären Nähe von Ästhetik und Therapeutik« (Brumlik 1993, S. 20) Rechnung, wie sie seit der europäischen Medizin der Romantik immer wieder in den medizinphilosophischen Diskurs kommt, und formuliert primär kein »sprachtheoretisches Modell des Textverstehens, sondern ein ikonographisches Modell des Bildverstehens« (ders., S. 124). Das Bild wird als das Grundlegendere, Tiefersitzende und Ursprünglichere angesehen: »Das Denken in Bildern ist eine urtümliche Bewusstseinsform. Ehe die Menschen begannen, in Begriffen zu denken, erlebten und dachten sie ihre Welt in Bildern«, so die Münsteraner Analytikerin und Symbolforscherin Brigitte Dorst (2015b, S. 21). Das Unbewusste spricht in Bildern, sie stellen sozusagen das »Rohmaterial der unbewussten Seele« (Jacobi 1985, S. 38). Die besondere Eignung der Analytischen Psychologie zur Behandlung sog. ›früher‹, d. h., bereits im präverbalen Entwicklungsstadium des Kindes erworbener Störungen ergibt sich auch aus dieser Affinität für das Bildhafte. Gleichzeitig eröffnet das Bild Entwicklungsmöglichkeiten und inspiriert den therapeutischen Prozess: »Wann immer ich in meinem späteren Leben stecken blieb, malte ich ein Bild oder bearbeitete ich Steine, und immer war das ein rite d'entrée (Einstiegsritus) für nachfolgende Gedanken und Arbeiten«, so schrieb Jung in seinen Erinnerungen (Jung/Jaffé 2009, S. 178). Es dürfte inzwischen deutlich geworden sein, dass die Analytische Psychologie eine besondere Nähe zum inneren und in dessen Ausgestaltung auch zum äußeren Bild aufweist und dem postmodernen Klagen über die Krise, das Verschwinden oder den Tod der Imagination (Salman 2010, S. 119, Übers. d. Verf.) entschieden entgegentritt. Auch die besondere Verbindung zwischen Bild und Stimmung bzw. Affekt, die in der Analytischen Psychologie immer wieder hervorgehoben wird und v. a. in der Symboltheorie anklingt (▶ Kap. 5.2), sei hier genannt. Dies wird deutlich v. a. durch die Archetypentheorie Jungs, die er als »Formen oder Bilder kollektiver Natur« (Jung 1939a, GW11 § 88) bezeichnet, wie überhaupt der Archetyp erst durch seine Umarbeitung ins Bild zu Bewusstsein kommen kann. Die Nutzung der Archetypenpsychologie zum Verständnis künstlerischer Prozesse allgemein ist bis heute ein fruchtbares kulturpsychologisches Anwendungsgebiet der Analytischen Psychologie (z. B. Madden 2016). Da auch der Individuationsprozess ein archetypisches Geschehen beinhaltet, werden hier auch (strukturelle und inhaltliche) Parallelen zwischen Individuation, dem Kunstschaffen und dem psychotherapeutischen Prozess deutlich.

Die Kreativitätstheorie der Analytischen Psychologie weist diese als Ergebnis eines offenen und positiv-kompensatorischen Zugangs zu tieferen Schichten des Unbewussten aus und bildet dabei einen Gegenpol zur Abwehrtheorie Freuds. Die Archetypenpsychologie und die Symboltheorie (Dorst 2015b) sind hier zwar an erster Stelle zu nennen, ebenfalls aber auch die grundlegende und von modernen philosophischen wie neurobiologischen Erkenntnissen gestützte Sichtweise Jungs, dass das Bild das primäre Ausdrucksorgan unserer Seele sei. »Bild ist Seele« (Jung 1929a, GW13 § 75), Gedanken oder gar Worte folgen erst nach. Dies wird besonders deutlich im Umkreis von Themen, die sich per se einer Versprachlichung in großen Teilen entziehen, wie etwa die Themen Tod und Sterben, in deren Umfeld der Kunst eine ganz besondere Bedeutung zukommt (Vogel 2017b). Jungs Bildauffassung steht in enger Beziehung zu seinem Symbolbegriff bzw. dem Begriff der Metapher, und unterscheidet sich dadurch fundamental von der eher allegorischen Bildbetrachtung Freuds. Seiner Ansicht nach kann nur durch das Symbol »das Unbewusste erreicht und ausgedrückt werden« (1929a, GW13 § 44).

Eine besondere Weite erhält die Bildtheorie der Analytischen Psychologie dadurch, dass Jung den inneren Bildern, wie sie etwa in Träumen und Imaginationen auftreten, einen genuinen Wirklichkeitscharakter zuschreibt. Geht es auch um die Rückkehr zu sich selbst, zum eigentlichen Selbst, so entsteht eine deutliche Nähe zur Mystik. Gleichzeitig ist die innere Welt aber eben auch von Fremdem bevölkert, ein zunächst eher verstörender Gedanke. »Das Unbewusste (...) ist eine seelische Spiegelung der ganzen Welt«, schrieb Jung in einem Brief (Jung 1972, Briefe Bd. I, S. 186f). Dies erinnert stark an den v. a. in der islamischen Mystik zu findenden Terminus des *mundus imaginalis*. Ideengeschichtlich ist diese Auffassung zunächst zu unterscheiden von der Leibniz'schen (1646–1716) Vorstellung der Seele als »un petit monde« (Mikrokosmos), als Abbild und »présentation de l'univers«. Eher schon Schellings Konzept des Unbewussten in dessen Werk »System des transzendentalen Idealismus« (1800) liegt auf der Linie des *mundus imagianis.* In die moderne (geisteswissenschaftliche) Diskussion eingebracht wurde der Terminus von dem französischen evangelischen Theologen und Philosophen Henry Corbin (1903–1978), dessen Interesse zunächst einer Verbindung von Existenzialismus (er war der erste Übersetzer von Heideggers Werk ins Französische) und Gnosis galt. Er hielt eine Professur für Islamische Studien in Paris und Teheran und war regelmäßiger Vortragender in den von C. G. Jung maßgeblich bestimmten Eranos-Tagungen 1949–1978. Als sein Hauptwerk gilt »Creative Imagination in the Sufism of Ibn 'Arabi« (1969), viele seiner Artikel und Bücher sind allerdings nur im Englischen oder Französischen erhältlich.

C. G. Jung empfand in den Auseinandersetzungen mit Corbins Ideen »… eine ungewöhnliche Freude und eine höchst seltene, sogar einzigartige Erfahrung, ganz verstanden zu werden« (Jung 1972, Briefe Bd. II, S. 332). Neben dem fachlichen Austausch gab es wohl auch private Kontakte zwischen den beiden Gelehrten. James Hillman zählt Corbin zu den »wegweisenden Figuren« in der Entwicklung der archetypischen Psychologie. Unter anderem die Beschäftigung mit dem Wissen Corbins brachte Jung zu einer verstärkten Auseinandersetzung mit Elementen der Gnostiker (▶ Kap. 3.6). Dies floss zumindest ›unterschwellig‹ auch in seine Konzeptionen der Aktiven Imagination (▶ Kap. 5.5) ein.

In seiner maßgeblichen Schrift ›Mundus Imaginalis or the Imaginary and the Imaginal‹ (1964/1972) siedelt Corbin die imaginale Welt zwischen der Welt der Sinne und der Welt der Ideen bzw. des Geistes (den beiden Schwerpunkten westlicher Philosophie) an. Sie beansprucht den gleichen Realitätscharakter (Jung nennt dies dann die ›objektive Psyche‹) wie diese. Der *mundus imaginalis* ist der »intersubjektive Ort der Archetypen«. Er hat eine eigene Topographie, er ist die »Terra incognita«, das in uns liegende unbekannte Land, eine Welt, die von dem Religionswissenschafter Henri Corbin onotologisch als ebenso real wie die Welt des Verstandes oder der Sinne aufgefasst wird (Corbin 1964). Mit Hubert und Mauss (1909) definiert Jung die Inhalte der objektiven Psyche, die Archetypen als »Kategorien der Imagination« (Jung 1936, GW9/I § 89). Mandalas sind nicht selten Bebilderungen des Mundus Imaginalis, aber auch schöpferisch-phantastische Welten wie

J. R. R. Tolkiens ›Mittelerde‹ oder Bilder aus Romantik und Symbolismus. Genannt seien beispielhaft die Werke des Schweizer Künstlers Arnold Böcklin (1827–1901).

Kunstwerke ergreifen uns, so erklärt die Analytische Psychologie als eine der Konsequenzen aus den dargestellten Theorien, weil sie archetypisches enthalten. Das Friedrich Schlegel'sche Kunstwerk als »eine Anspielung auf das Unendliche« (Schlegel 1959, Bd. 18, S. 357) drückt genau dies aus und verweist die Analytische Psychologie einmal mehr auf ihre Bezüge in der Romantik. Das imaginative Arbeiten und bisweilen das analytische Arbeiten überhaupt wird von Jung'schen Autoren auch nicht selten mit dem Begriff des *soul-making* dargestellt als Aufbau psychischer Realität und als Prozess der ›Selbstaneignung‹ des Individuums. Der v. a. in der Archetypischen Psychologie beliebte Terminus *soul-making* ist wohl von John Keats (1795–1829), einem englischen Lyriker der Romantik, eingeführt worden, der ihn in einem Brief an seinen Bruder und seine Schwägerin 1819 benutzte (Rollins 1958).

Jung beschrieb v. a. in seinem 1928 herausgebrachten Text »Ziele der Psychotherapie« (Jung 1928a, GW16) und in seiner 1934 erschienenen Schrift »Zur Empirie des Individuationsprozesses« (Jung 1934a, GW9/1) sehr anschaulich seine therapeutische Arbeit mit Bildern. Analytische Psychologen haben inzwischen einen großen Erfahrungsschatz in der Anwendung der Grundkonzepte der Analytischen Psychologie auf Bildbetrachtungen gesammelt und leiten aus diesen eine eigenständige jungianische Maltherapie ab (▶ Kap. 5.6).

Der einflussreiche Berliner Jungianer Hans Dieckmann (1921–2007) teilte die psychologische Bildbetrachtung (bzw. die Betrachtung eines Kunstwerks ganz allgemein) in drei Bereiche auf: Der erste große Bereich sei die Behandlung des Bildes völlig unabhängig und meist ohne Kenntnis von der Person dessen, der dieses Bild geschaffen hat. Die beiden anderen Methoden seien analytisch: Sie berücksichtigen die Person und Persönlichkeit des Bildschaffenden, wenn auch in unterschiedlichem Ausmaß. Einmal geht es, in klassisch-freudianischer Tradition, um die persönliche Biografie, v. a. die Kindheit der schöpferischen Person, das Geschaffene wird reduktiv auf diese zurückgeführt und durch diese erklärt. Die zweite analytische Methode »geht von der Annahme aus, dass gerade beim bedeutenden Künstler im Unbe-

3.11 Die Analytische Psychologie und das Bild

wussten eine erhöhte Empfängnisbereitschaft für die innerhalb einer bestimmten Zeit konstellierten unbewussten Komplexe eines ganzen Kollektivs vorhanden ist. Infolge einer erhöhten Durchlässigkeit der Bewusstseinsschwelle für die Inhalte des kollektiven Unbewussten können sie in den Raum einer bewussten Gestaltung kommen« (Dieckmann 1981, S. 9). Wie wir gesehen haben, geht die Klinische Psychologie Jungs davon aus, dass viele Patienten infolge eines schwächeren Ich-Komplexes oder, positiv gesehen, als Konsequenz einer gut ausgebildeten Transzendenten Funktion eine ebensolche Durchlässigkeit aufweisen, und archetypische Inhalte in den Bildern aufgefunden und genutzt werden können. Eine dritte, noch nicht von Dieckmann ausgearbeitete Ebene der Kunstbetrachtung ist diejenige der Analyse der »Beziehung zwischen dem Bild und dem Betrachter« oder besser »die Beziehung zwischen dem Künstler, dem Bild und dem Betrachter« (Briendl 2008, S. 96), denn über das Bild entsteht auch ein indirekt vermittelter Kontakt zu demjenigen, der das Bild geschaffen hat. Dies ist zu berücksichtigen in der Gegenübertragungsanalyse des Bildbetrachters (in der Therapie also des Therapeuten) einerseits, in einer ›rezeptiven Form‹ einer Therapie mit bzw. durch Bilder andererseits.

Jungs eigene Bildproduktionen sind v. a. im Roten Buch (Jung 2009) versammelt, und in jüngster Zeit wurde ein großer Teil der archivierten Bilder von Jungs Psychotherapiepatienten der Öffentlichkeit zugänglich gemacht (Moura 2018). Die analytisch-psychologische Bildbetrachtung ist heute nach Jung vorwiegend mit dem Namen der Konstanzer Psychologin und Theologin Ingrid Riedel verbunden, die bereits 1969 eine an christlichen Bildern entwickelte »Methode der Bildinterpretation« (Riedel 1969, S. 7) vorstellte und in den folgenden Jahrzehnten kontinuierlich weiterentwickelte. Dabei geht sie von der großen Nähe der Bilder zu Symbolen aus und bearbeitet den analytischen Wissensfundus der Symboltheorie für ihre Bildbetrachtungen. So nutzt sie etwa die Raumsymbolik von Oben-Unten-Zentrum-Links-Rechts, das Bildformat (Quer- oder Längsformat), die Linie, die Bewegung und die Farben in ihren symbolischen Bedeutungsgehalten (Riedel 2005) beim Versuch der interpretativen Anschauung des Bildes. Dabei bleibt sie aber trotz der teilweise sehr detaillierten Symbolkunde (z. B. Riedel 1999) in ihrer Annäherung an das Bild ganz in jungianischer Manier: »Wie auch sonst bei einem Symbol wird es nicht darum gehen, das Bild völlig zu entschlüsseln, sondern vielmehr Türen zu ihm zu öffnen. (...) Das stimmige Bild wird sein Geheimnis auch gegenüber einer angemessenen Interpretation bewahren. Es ist mit ihm wie bei jedem Symbol: Es behält einen Bedeutungsüberschuss gegenüber dem Gesagten und dem überhaupt Sagbaren« (ebd., S. 13).

Ganz praktisch empfiehlt Briendl, durch Fragen einen Dialog mit dem Bild aufzunehmen (Briendl 2008, S. 100ff). Nach einer Phase des Auf-Sich-Wirken-Lassens des Bildes solle man sich folgende Fragen stellen:

- Was fühle ich?
- Was sehe ich?
- Was weiß ich? Was will ich wissen?

Insbesondere die ›Archetypische Schule‹ der Analytischen Psychologie, die besonders mit dem Namen des bereits genannten amerikanischen Psychologen James Hillman verbunden ist, betont die Bildernähe: »Jungian psychoanalysis is an imaginal psychology« schreibt der bedeutende Hillman-Schüler M. V. Adams (2014) und zitiert William Blake: »Imagination is not a State; it is the Human Existence itself« (S. 3). Dabei wird, im Vergleich zur klassischen jungianischen symbolorientierten Betrachtung des Bildes, hier ein strikt phänomenologischer Zugang gewählt. Es wird keine Bedeutung hinter dem Bild gesucht, sondern die Betrachtung bleibt streng beim Bild selbst. Das Bild wird nicht gedeutet. sondern soll vielmehr ›gelesen‹ werden als symbolhafte Anspielung auf Hintergründiges. »Stick to the image« nannte Hillman (1977) diesen Leitsatz, der gerade diese analytische Schulrichtung in die Nähe so mancher kunstwissenschaftlicher, bildtheoretischer und kunsttherapeutischer Ansätze rückt.

Einen Anschluss an moderne Konzepte des psychotherapeutischen Prozesses findet die jungianische Bilderpsychologie auch durch die Metaphernanalyse (z. B. Buchholz 1993), die auch als eine der adäquaten Formen analytischer Erkenntnisgewinnung etwa im wissenschaftlich-forscherischen Kontext gelten kann.

Wir werden sehen, wie die Nähe der Analytischen Psychologie zum Bild in die konkrete therapeutische Arbeit einfließt (▶ Kap. 5). Die achtsame Wertschätzung der »Bilder der Seele« (Johnson 1986) findet zwar v. a. in der Traumarbeit, der Aktiven Imagination und der Maltherapie ihre direkte Umsetzung, zieht sich aber wie eine roter Faden durch sämtliche jungianische Interventionsformen.

3.11.2 C. G. Jung auf der Biennale in Venedig

Im Jahr 2013, auf der 55. Biennale in Venedig, bekamen die Besucher im Zentralen Pavillon, direkt unter der Kuppel des Oktagons, eine ungewöhnliche Ausstellung zu sehen. Es waren die Bilder des ›Roten Buches‹ von C. G. Jung (2009), das seine ›innere Arbeit‹ v. a. aus den Krisenjahren 1913 und 1914 mit erläuternden und kommentierenden Texten seines inneren Dramas in teils gotisch- kalligraphischer Schrift und einem mittelalterlichen Duktus enthält. Diese Zeit, kurz nach dem Bruch mit Freud, nach einer verstörenden Traumserie und die europäische Stimmung kurz vor Ausbruch des Zweiten Weltkrieges erspürend, war für Jung zutiefst verunsichernd und er startete seinen Selbstheilungsprozess quasi als experimentelles Erproben dessen, was er später die Aktive Imagination nannte. Das Buch stieß innerhalb und außerhalb der Jung'schen Community auf ein durchaus geteiltes Echo, wurde als Lösung für die Krise der Postmoderne (Arzt 2015) oder als Antwort auf Nietzsche (Giegerich 2010) beschrieben und von Jung selbst als »Urstoff meines Lebenswerkes« bezeichnet. In der Öffentlichkeit stieß das großformatige, in rotem Einband dem Original nachempfundene und eigentlich unvollendet gebliebene Monumentalwerk (Jung arbeitete wohl von 1913 bis 1929 daran, die Bilder entstanden allerdings z. T. aus späterer Neubetrachtung) auf großes Interesse und erreichte nie geahnte Auflagezahlen. Auch in der Kunstwelt wurde das Buch, v. a. seine bildnerischen Anteile, zur Kenntnis genommen. Neben der Biennale veranstalteten international renommierte Museen wie etwa das New Yorker Rubin Museum of Art erfolgreiche Ausstellungen mit Jungs Rotem Buch im Zentrum. Die Bilder sind nicht wirklich einer Stilrichtung zuzuordnen, sie sind oft farbenprächtig und akribisch gestaltet, manchmal aber auch abstrakt und karg. Mittelalterliche Miniaturen reihen sich an naive Malerei und dichte Symbolismen. Bisweilen stehen die Bilder für sich, oft ist der Text, der meist als Dialog mit inneren Figuren verfasst ist, auf die Bilder bezogen. Manchmal erschließt sich ein unmittelbares Verständnis der Bilder, manchmal fordern sie zur Kontemplation und bisweilen auch zur intellektuellen Auseinandersetzung und Deutung auf. Die Bilder sind, auch wenn dies bisweilen nicht so wirken mag, direkter Ausdruck unbewusster Prozesse. Im Gegensatz zu manchem Kunstschaffen sind sie, darauf legte Jung auch später bei seiner Konzeption der Aktiven Imagination großen Wert, nicht einer bewussten Bearbeitung geschuldet, sondern sind unmittelbarer Ausdruck des Unbewussten.

3.12 Tod und Ewigkeit – Thanatopsychologie und Religionspsychologie

Die Ausrichtung der Analytischen Psychologie auf die existenziellen, letzten Dinge des Menschseins wurde bereits betont, etwa wenn das Finalitätskonzept explizit die Sinnfrage in den Mittelpunkt stellt. Auch das Todesthema hat in der Theorie der Analytischen Psychologie einen zentralen Stellenwert. Dies ist von besonderer Bedeutung, da das therapeutische Arbeiten im Umfeld des Todes nach wie vor eine große Herausforderung für die hier tätigen Psychologen darstellt. In einer jüngeren Fragebogenstudie (Vogel 2011) etwa wurde deutlich, dass nur 14 % der auf Palliativstationen arbeitenden Psychotherapeuten ein tiefenpsychologisches Verfahren erlernt hatten. Über alle Therapieverfahren hinweg fühlten sich insgesamt nur 34 % gut oder sehr gut auf die Tätigkeit vorbereitet. Hier könnte Jungs »Thanatopsychologie« (Wittkowski 1978), seine psychologische Theorie des Todes, eine Lücke schließen. Überblickt man den analytischen Theoriekorpus, so sind folgende Teilkonzepte theoretisch und praktisch besonders relevant (Vogel 2012).

3.12 Tod und Ewigkeit – Thanatopsychologie und Religionspsychologie

Der jungianische Blickwinkel lenkt die Aufmerksamkeit auf den Tod »in seiner symbolischen und tansformatorischen Kraft« (Péus 2018, S. 106). Die *Individuationstheorie* weist den Menschen als zielgerichtet sich entwickelnd anhand schicksalhaft bestimmter Lebensaufgaben aus (▶ Kap. 3.8). Jung meinte, es sei psychisch gesünder, im Tod das letzte Lebensziel zu betrachten, statt verkrampft den Blick von ihm abzuwenden (Jung 1931, GW8 § 792). In der Begleitung schwerstkranker und sterbender Menschen wird deutlich, dass sich diese Aufgaben quasi im Zeitraffer im Angesicht des Todes erneut stellen. Die Auseinandersetzung mit den Individuationsaufgaben ist in dieser Hinsicht auch eine Sterbevorbereitung, das Leben wird, wie von Heidegger (1967) gefordert, ein »Sein zum Tode«. »Der Individuationsprozess ist eben auch recht eigentlich eine Vorbereitung auf den Tod« (v. Franz 2001, S. 16). Gleichzeitig bietet die Todesnähe eine erneute und letzte Möglichkeit, sich seinen Lebensaufgaben zu stellen (Vogel 2015a).

Die *Schattenpsychologie* verweist auf den Tod als kollektives und individuelles Schattenthema, mit der Gefahr, abgewehrt und so vom Bewusstsein ferngehalten oder projektiv ›verteufelt‹ und bekämpft zu werden.

Die *Archetypenlehre* sieht den Tod als Archetyp mit all den Konsequenzen, etwa der Bipolarität und der Verankerung im kollektiven Unbewussten. Jung wagt sich mutig weit vor, wenn er in einem Brief schreibt, das kollektive Unbewusste grenze »an das Totenreich an oder ist sogar zum großen Teil mit ihm identisch« (Jung 1972, Briefe Bd. II, S. 252f). In der Praxis heißt dies, z. B. die Riten (etwa bei Sterben, Trauer und Bestattung), die weltweit ähnliche Motive und Strukturen aufweisen, als Bewältigungshilfe in der existenziellen Konfrontation mit der Endlichkeit auch therapeutisch heranzuziehen.

Die Analytische Psychologie sieht in der zweiten Lebenshälfte und erst Recht im Sterbeprozess eine ›Übung‹ im Loslassen der Identifikation mit der Persona, die der Vergänglichkeit anheimfällt, und die Chance einer zunehmenden Ausrichtung nach innen. Durch die Arbeit der ›Transzendenten Funktion‹ (▶ Kap. 3.6) erweitern sich die Grenzen des Selbst über das Nur-Persönliche hinaus. Jung argumentiert hier zwar strikt psychologisch, gleichzeitig aber auch ganz im Sinne des altchristlichen *non omnis moriar*, denn die zunehmende Identifikation mit dem Selbst bedeutet auch eine Identifikation mit dessen kollektiven Anteilen. Im zentralen Archetyp des Selbst gibt es Bilder zeitloser Seelenschichten, die Trost spenden und Hoffnung vermitteln können, jenseits aller Gläubigkeit und Religionszugehörigkeit. So sind einige der psychotherapeutischen Methoden der Analytischen Psychologie, wie etwa die Arbeit mit Träumen und die Aktive Imagination, nicht nur im klinischen Kontext von Nutzen, sondern ermöglichen auch eine praktische Thanato-Tiefenpsychologie unabhängig von etwaigen, durch die Konfrontation mit dem Todesthema ausgelösten Symptomen.

Diese jungianischen Bausteine einer Thanato-Tiefenpsychologie bzw. Thanato-Psychoanalyse (Vogel 2016a) leiten über auf das Gebiet der Religionspsychologie als wissenschaftliches Feld zwischen Angewandter Psychologie, Religionswissenschaften und z.T. auch der Theologie (Popp-Baier 2010). Im Gegensatz zu Freud, der das Religiöse deutend und sublimierend aus dem Kanon seiner Psychologie ausschloss, machte sich Jung an eine Reintegration der Religion zumindest in die psychologische Wissenschaft (Brumlik 1993). Er legte immer großen Wert darauf, die Psychologie sei grundsätzlich »nicht in der Lage, metaphysische Behauptungen aufzustellen« (Jung 1950a, GW9/2 § 308) und weist darauf hin, es sei sein »Ausgangspunkt nicht irgendein Glaubensbekenntnis, sondern die Psychologie des homo religiosus, also des Menschen, welcher gewisse ihn und seinen Allgemeinzustand beeinflussende Faktoren in Betracht zieht und sorgfältig betrachtet« (Jung 1939a, GW11 § 11). Auf psychologischer Ebene aber schreibt er dem Unbewussten göttliche Autorität zu (Jung 1950a, GW9/2 § 49) und gerade sein zentrales Konzept des Selbst wurde von Jung zwar nicht als identisch mit dem Gottesbild erläutert, aber doch mit ihm synonym (Jaffé 2009). Er konzipierte allerdings durchaus »eine Erweiterung der Theorie des Selbst in die Kosmologie hinein« (Stein 2000, S. 232). Jung sah den Menschen als Wesen, das auf Sinn und Transzendenz ausgerichtet ist und das seelisch erkrankt, wenn dieser Ausrichtung nicht gefolgt wird. Er bezeichnete die Ganzheit der Seele »*naturaliter religiosa*« (Jung 1944, GW12 § 14) und das Jung'sche Gesamtwerk ist religionspsychologisch mindestens so ergiebig wie klinisch-psychologisch. V.a. die in der Analytischen Psychologie so zentrale Archetypenpsychologie zeigt

3.12 Tod und Ewigkeit – Thanatopsychologie und Religionspsychologie

Jungs religionspsychologischen Zugang auf. Zum einen stellte er in formaler Hinsicht fest, dass die Bilder zentraler Archetypen, wie etwa des Selbst, mit den Bildern, die sich die Menschen von Gott machen, oft identisch sind. Emotional weist er den Archetypen einen numinosen, d. h. unbestimmbaren und bisweilen auch überwältigenden Affekt zu, der der Schilderung spiritueller Erfahrung etwa von Mystikern gleichkommt. In nahezu jedem seiner großen Schriften geht es um religiöse Zusammenhänge und das umso mehr, je später die Werke erschienen. »Die entscheidende Frage für den Menschen ist: Bist du auf Unendliches bezogen oder nicht? Das ist das Kriterium seines Lebens«, so Jung in seinem Autobiographie-ähnlichen Werk »Erinnerungen, Träume, Gedanken« (Jung und Jaffé 2009, S. 327). Das »Unendliche« finden wir nach Jung im Inneren des Menschen, in den Schichten des Unbewussten. So kommt es auch zu Parallelen zwischen psychologischen und spirituellen Aussagen. Das ›Endziel‹ der Individuation des Menschen, wenn man diese nun auch als einen spirituellen Weg versteht, ist allerdings nicht, wie bei zahlreichen asiatischen Religionsformen, die Auflösung des Ich (im Atman, im Dao, in der Gottheit oder eben im Selbst), sondern, wie wir bereits sahen (▶ Kap. 3.2), die bewusste Beziehung zu ihm. Jung sah die religiösen Erfahrungen als psychologisch zugänglich wie andere psychologische Erfahrungen auch. Die Analytische Psychologie kann mit gutem Recht als eine derjenigen Psychologien betrachtet werden, die die Spiritualität (die nicht mit der formalen Zugehörigkeit zu einer Religionsgemeinschaft verwechselt werden darf) des Menschen seit ihrer Entstehung anerkennt und als Ressource nutzt. Nichtsdestotrotz bleibt sie in gut psychoanalytischer Manier auch Religionskritik (z. B. Jung 1912a, GW5). Die Affinität der Analytischen Psychologie zur Spiritualität wurde ihr im letzten Jahrhundert trotzdem immer wieder vorgeworfen, ihre angebliche Unwissenschaftlichkeit wurde damit belegt. Wichtig ist an dieser Stelle anzumerken, dass der Terminus ›Spiritualität‹ als »Sammelbegriff« (Grom 2009) in der derzeitigen wissenschaftlichen Diskussion noch schillernd und uneindeutig bleibt. Aktuell formuliert der Arzt und Moraltheologe Walter Schaupp, es lasse sich »idealtypisch ein weites und inklusives Verständnis, das Spiritualität mit existenzieller Sinnsuche, Suche nach sich selbst und Ganzheitlichkeit gleichsetzt, von einem engen und anspruchsvollen Verständnis unterscheiden, das auf einer expliziten Bezugnahme auf eine die physikalische Welt übersteigende, transzendente Wirklichkeit beharrt« (Schaupp 2017, S. 289). Beide Varianten haben Anklänge an die Jung'sche Psychologie. Jung nannte das zwar nicht Spiritualität, er benutzte allerdings den Begriff ›Religion‹ ganz ähnlich moderner Spiritualitätskonzepte (Kast 2008a). »C. G. Jungs Spiritualität ist Rückbindung an die Seele, Vertrauen auf die Seele, eine Kultur der Seele«, schreibt dazu Ingrid Riedel (2017a, S. 156) und weist in diesem Zusammenhang einmal mehr auf Jungs Festhalten am Seelenbegriff hin: »Seele war für Jung das lebendig Ganze, das Fluidum des Lebens selbst, an dem die überpersönliche Seele der Menschheit teilhatte« (ebd., S. 158).

Daher gab es zur Kritik an Jung als Mystiker und Religionsstifter gleichzeitig auch immer Sichtweisen auf die Analytische Psychologie als nützliche Brückendisziplin zwischen Spiritualität und Psychoanalyse (z. B. Fromm 1963). Spätestens seit 1995 die WHO aber »Spirituality/Religion/Personal beliefs« als relevantes Kriterium gesundheitsbezogener Lebensqualität benannte und es immer mehr klassisch-wissenschaftliche Evidenz für die Bedeutung spiritueller Faktoren bei zahlreichen psychologischen Themen gibt (Utsch u. a. 2014), hat sich das Blatt gewendet und es wird gar ein »Spiritual Turn« diesmal auch für die Psychotherapie und Psychoanalyse proklamiert (Frick und Hamburger 2014). Die Analytische Psychologie sieht sich durch diese Entwicklungen hin zu einer »Spiritual Integrated Psychotherapy« (Pargament 2007) bezüglich ihrer Wertschätzung des Transzendenten rehabilitiert und kann nun mit ihrer langen ›spirituellen Geschichte‹ sogar eine Vorreiterrolle, etwa in der schwierigen Frage der Integration des Spiritualitätsthemas in die Psychotherapie-Ausbildung (Freund und Gross 2016), übernehmen.

Zum weiteren Studium:

Dorst, B. (Hg.) (2013) C. G. Jung – Schriften zur Spiritualität. Ostfildern: Patmos
Frick, E., Lautenschlager, B. (2008) Auf Unendliches bezogen. Spirituelle Entdeckungen bei C. G. Jung. München: Kösel
Palmer, M. (1997) Freud and Jung on Religion. London: Routledge

4 Kernelemente der Diagnostik

4.1 Allgemeines zur Diagnostik in der Analytischen Psychologie

Die Praxis der Analytischen Psychologie kennt keine wirkliche Unterscheidung zwischen klinischer Arbeit und diagnostischem Vorgehen. Vielmehr befinden sich beide in enger Verzahnung, was durchaus modernen Forderungen innerhalb der wissenschaftlichen Diagnostikforschung entspricht (vgl. Stieglitz und Freyberger 2016). Die Analytische Psychologie unterscheidet zwischen einer klinischen (deskriptiven, auch an Diagnosemanualen orientierten), einer psychologischen (zumeist auf der Komplexpsychologie beruhenden) Diagnostik einerseits und einer bedeutsameren »diagnostischen ›Sichtweise von innen‹« (v. Heydwolff 2000). Obwohl die Analytische Psychologie als klinische Psychologie quasi mit einem psychometrischen Verfahren, dem o. g. Assoziationsexperiment (▶ Kap. 1), begonnen hat, spielen heute standardisierte Testverfahren nurmehr eine untergeordnete Rolle. Dies leitet sich aus der in Kapitel 10 beschriebenen Erkenntnistheorie und den daraus folgenden strikt idiosynkratischen Grundlagen der Analytischen Psychologie ab. Für Jung selbst war die gesamte klinische Diagnostik eine für die Therapie »höchst irrelevante Angelegenheit« (Jung 1945, GW6 § 195). Jung'sche Analytiker, die im Krankenkassenwesen arbeiten sind allerdings darin geübt und wenden sie quasi als diagnostisches Paralleluniversum an. In neuerer Zeit werden innerhalb der Analytischen Psychologie, v. a. im Bereich der Kindertherapie, allerdings projektive Testverfahren wie etwa der Haus-Baum-Feuer-Wasser-Mensch-Test wissenschaftlichen Evaluationen unterzogen (Kreuter-

Hafer u. a. 2016). Davon abgesehen folgt die Diagnostik einem gesprächshermeneutischen Vorgehen, das versucht, innerhalb der ersten Sitzungen ein möglichst vollständiges Bild des Patienten entstehen zu lassen, ihn als gesamte Personen, zu der natürlich auch die Symptomatik gehört, kennenzulernen. Jung schlägt hierfür zunächst einen biographischen Ansatz vor: »Der entscheidende Punkt ist die Frage der ›Geschichte‹ des Patienten; denn sie deckt den menschlichen Hintergrund auf und nur da kann die Therapie des Arztes einsetzen« (Jung und Jaffé 2009, S. 144f). Hinzu kommt die diagnostische Wertung des Finalitätsgedankens (▶ Kap. 3.5). Dies alles geschieht anhand der Schilderungen von Träumen und Imaginationen, die jungianischen Analytikern sowohl Hinweise auf die Kohärenz des Ichs des Patienten wie auch auf seine ›Komplexlandschaft‹ geben. Das in der klassischen Psychoanalyse ebenfalls hoch geschätzte ›szenische Verstehen‹ also das Nutzen der interpersonellen Situation zwischen Analytiker und Patient, das von außen beobachtet und von beiden gefühlt wird, spielt hierbei eine besondere Rolle. Neben der Schilderung von komplexhaften Situationen geht die Analytische Psychologie nämlich davon aus, dass die dominierenden Komplexe (beider Beteiligter) sich in der Begegnung aktualisieren. Das ›Monitoring‹ der eigenen Gegenübertragung gehört hier zum Kernstück des verstehenden Arbeitens. Die Diagnostik kümmert sich auch um die Passung zwischen Therapeut und Patient und darum, ob es für letzteren möglich ist, Interesse und Sympathie für den Patienten zu entwickeln.

4.2 Eine Jung'sche Psychodynamik

Auf der formalen Ebene ist das Kernstück einer tiefenpsychologischen Diagnostik die sog. ›Psychodynamik‹. Durch die Dominanz der modernen freudianisch abgeleiteten psychoanalytischen Schulrichtungen ist der Begriff vorwiegend durch die Beschreibung der hauptsächlichen (intrapsychischen) Konflikte und der Struktur des Patienten bestimmt und heutzutage zumindest im deutschsprachigen Raum von der Operationalisierten Psychodynamischen Diagnostik (OPD-2) dominiert. Die therapeutische Anwendung der Analytischen Psychologie rechnet sich durchaus zu den sog. ›Psychodynamischen Psychotherapien‹. Eine genuin jungianische Psychodynamik hingegen setzt sich aus anderen Elementen zusammen, die nur teilweise in die Sprache psychoanalytischer Selbst- und Objektbeziehungstheorie überführt werden können: »Die Psychodynamik kommt nach den Grundsätzen der Analytischen Psychologie zustande durch die Psyche als selbstregulierendes System mit der Tendenz, sich zu entwickeln und ausgewogene Zustände von Unbewusstem und Bewusstem anzustreben« (Vogel 2016a, S. 51). Die maßgeblichen sieben Elemente einer ›jungianischen Psychodynamik‹ sind in diesem Buch sämtlich erläutert und erfassen Hypothesen zu

1. der Kohärenz des Ich-Komplexes mit der Abschätzung der Gefahr einer Inflationierung
2. maßgeblich sich konstellierenden Komplexen, v. a. Elternkomplexen
3. der Konstellation der Einstellungsfunktionen
4. der maßgeblich sich zeigenden ›archetypische Situation‹, d. h. den archetypischen Komplexkernen und evtl. der Urbeziehung
5. der ›Beschaffenheit‹ der Ich-Selbst-Achse
6. feststellbaren Individuationshindernissen
7. der aktuellen Finalitätsausrichtung (v. a. der gegebenen Lebenssituation und Symptomatik)

Bzgl. der OPD-Achsen entsprächen diese Faktoren den Achsen III und IV, Struktur und Konflikt. Die Achsen I Krankheiterleben, II Beziehung und V Psychische und psychosomatische Störungen sind davon nicht tangiert und können, da sie unabhängig voneinander formuliert werden, bei Bedarf hinzugefügt werden (Arbeitskreis OPD 2009).

Alle genannten sieben Elemente einer Jung'schen Psychodynamik wiederum weisen natürlich erhebliche Überschneidungen auf, sind aber doch so weit voneinander unterscheidbar, dass sie eine separate Darstellung verdienen. Sollte zu einem der Faktoren zunächst keine Auskunft möglich sein, so wäre es empfehlenswert, dies ebenso in der schriftlichen Formulierung der Psychodynamik festzuhalten, um dies später noch vervollständigen zu können. Gerade die beiden letztgenannten Aspekte, die Individuationsidee mit ihrem ›Motor‹, der Finalitätsausrichtung des Menschen, machen den Unterschied zwischen einer jungianischen und einer gängigen psychopathologisch ausgerichteten Diagnostik deutlich, denn: »Speziell der seelische Heilungsprozess kann nur vom finalen Gesichtspunkt her verstanden werden, während der kausale Gesichtspunkt jeweils eher die Diagnose liefert. Letzterer ist nach Ansicht Jungs allerdings weniger wichtig als in der physischen Medizin, weil die Diagnose nicht wie dort auch die Therapie indiziert; die Therapie muss meist unabhängig von der Diagnose gefunden werden« (v. Franz 2001, S. 88).

Die sieben genannten psychodynamischen Faktoren sind nicht im Sinne eines Diagnostik-Leitfadens oder einer diagnostischen Checkliste misszuverstehen und haben im Denken und erst recht in der Gesprächsführung des Therapeuten in der Situation mit dem Patienten zunächst nichts verloren. Wird dies nicht berücksichtigt, drohen sie die Kernvariable analytisch-psychologisch ausgerichteter Therapie, die enge und authentische Verbindung zweier Menschen (▶ Kap. 5.3), zu zerstören. Erst im Nachhinein, in der Reflexion des Geschehens nach Beendigung der therapeutischen Sitzung, können die sieben Diagnosevariablen als Strukturierungshilfe dienen. Die Informationsquellen für die Formulierung der Psychodynamik sind:

1. die Ausgestaltung der therapeutischen Beziehung (szenisches verstehen) unter besonderer Beachtung der Gegenübertragung
2. die spontanen biographischen Selbstschilderungen des Patienten und seine Darstellung der aktuellen Situation
3. der formale und inhaltliche Aufbau der Träume
4. unter Umständen die aktuelle Symptomatik, deren bisherige Entwicklung und v. a. der Umgang des Patienten mit ihr

Die Gewichtung dieser Informationsmöglichkeiten wird in der jungianischen Community wohl durchaus unterschiedlich vorgenommen, im Allgemeinen wird aber auf sämtliche Informationskanäle zurückgegriffen.

Deutlich wird in dem dargestellten siebengliedrigen analytischen Diagnoseschema auch, dass es sich nicht um ein Pathologieschema handelt, sondern diese Faktoren quasi eine ›Gesamthypothese‹ über die bewusste und v. a. die unbewusste Situation des Gegenübers ermöglichen. Die individuellen Lebensthemen, Ressourcen, ›gesunden‹ Anteile, kompensatorischen Faktoren etc. haben hier denselben Platz wie störungsbezogene Aspekte.

5 Kernelemente der Therapie

5.1 Vorbemerkungen

Bevor wir zu einer Darstellung der therapeutischen Methoden der Analytischen Psychologie gelangen, sind einige generelle Anmerkungen zu den Grundsätzen therapeutischen Handelns in der Tradition Jungs notwendig: Generell ist, das dürfte inzwischen deutlich geworden sein, die Analytische Psychologie zu definieren als eine Psychologie des seelischen Innenraumes, äußere Faktoren werden als symbolhafte Wege zu diesem Inneren betrachtet. In jungianischen Kreisen wird daher auch immer wieder die Unterscheidung des irischen Palliativmediziners Michael Kearney (2009) genutzt, der eine hippokratische und eine asklepische Medizin differenziert. Die hippokratische Medizin sieht er ausgehend von objektiven Beobachtungen basierend auf Rationalität und medizinischer Intervention ›von außen‹. Ihr Ziel ist möglichst ein normales Funktionieren, so wie es vor Eintritt der Erkrankung war. Demgegenüber versucht die asklepische Medizin – und dazu rechnet sich in dieser Einteilung die klinische Anwendung der Analytischen Psychologie –, die Innenperspektive der Erkrankung einzunehmen, sich verwickeln zu lassen in die Dramatik der Erkrankung, von innen her ein Sinnverständnis und einen Heilungsansatz zu entwickeln, der aber Patient wie Therapeut verändert hinterlässt (▶ Kap. 5.3). Die bereits genannte idiosynkratische Grundausrichtung der Analytischen Psychologie verbietet eine störungsspezifische Vorgehensweise ebenso wie die Erstellung operationalisierter Manuale, denn: »Wenn ich Herrn X behandle, so bin ich genötigt, die Methode X anzuwenden, und bei Frau Z die Methode Z. (…) Die wirkliche und wirkungsvolle

Neurosentherapie ist immer individuell, und daher muss die sture Verwendung einer bestimmten Theorie oder Methode als von Grund auf verfehlt bezeichnet werden« (Jung 1924, GW17 § 203). Die primäre Aufgabe des Therapeuten ist es zunächst, sich – in guter phänomenologischer Manier – ohne Vorannahmen, d. h. ohne die gelernten Theorien und Technikvarianten dem Patienten zu nähern und ihn und die gesamte Szene auf sich wirken zu lassen. Die vorrangige Aufgabe des Patienten ist es demgegenüber, sich selbst »als ernsthafteste Aufgabe sich vorsetzen« (Jung 1929a, GW13 § 24) zu wollen. Sodann ist die therapeutische Fähigkeit des Geschehenlassens zentral. Psychische Entwicklung benötigt inneren und äußeren Raum, der nicht durch vorschnellen Einsatz von Methoden zur raschen Zielerreichung verengt werden darf, denn »gerade dieses Erreichenwollen bildet die erste paradoxe Blockierung der Arbeit. Sobald wir versuchen, verhindern wir« (Hillman 2016, S. 18). In jungianischen Kreisen wird hier oft das chinesisch-daoistische Ideal des wu-wei, des Handelns im Nicht-Handeln angeführt, das eben keine Passivität, sondern die Fähigkeit des Zuwartens und des Mitgehens mit dem Fluss der intrapsychischen Dynamik bedeutet und sich in der Fähigkeit ausdrückt, sich als Therapeut zurückzuhalten und z. B. Momente eines gemeinsamen Schweigens auszuhalten. Spätere psychoanalytische Behandlungskonzepte, wie etwa die von Wilfred Bion (1897–1979) vorgestellten Ideen von ›no memory, no desire‹ oder ›reverie‹ (vgl. z. B. Bléandonu 2008) als Beziehungsaufgaben des Therapeuten, weisen eine hohe Ähnlichkeit zu den Vorstellungen Jungs auf.

Die dargestellten therapeutischen Methoden gelten als »Handwerksregeln«, die je nach Patient angewandt, verworfen, modifiziert oder neu erfunden werden müssen. Die Analytische Psychologie kennt als Heuristiken auf diesem Weg in ihrer klinischen Psychologie vier zentrale Faktoren in der Ätiologie einer psychischen Störung (Vogel 2016a):

- die Theorie der psychischen Komplexe
- die Theorie der Einseitigkeit
- die Theorie des Individuationsstillstandes
- die Theorie der psychischen Inflationierung (Überflutung durch Inhalte des (kollektiven) Unbewussten)

Diese vier pathogenen Abläufe können getrennt oder zusammen auftreten und ergänzen die modernen selbst-, objekt-, mentalisierungs- und bindungspsychologischen Modelle. Jung betonte immer wieder die Notwendigkeit, auch die Freud'schen Konzepte zu kennen und zur Anwendung zu bringen, und dem tragen die Jung'schen Ausbildungsinstitute meist bis heute Rechnung. Es kann behauptet werden, dass einige der jungianischen und der freudianischen klinischen Konzepte problemlos ineinander überführbar sind, einige sich ergänzen und einige – menschenbildbedingt – auch weitgehend unversöhnlich nebeneinanderstehen.

5.2 Der Wert des Symbolischen

Es ist hier nicht der Ort, die komplexe, weit über die Klinische Psychologie hinausgehende Symboltheorie der Analytischen Psychologie detailliert darzustellen. Die Analytische Psychologie hat jedoch auch in ihrer therapeutischen Anwendung als konstituierendes Element die Wertschätzung des Symbolischen. Darin wird v. a. auf die überpersönlichen, nicht aus der individuellen Lebensgeschichte hervorgegangenen, also archetypisch eingefärbten Symbole abgehoben. Grundsätzlich gibt es in der Analytischen Psychologie zwei Hauptrichtungen der ›Nutzung‹ des Symbolischen, die im Folgenden beschrieben werden.

5.2.1 Die ›symbolisierende Einstellung‹

Jung vertrat vehement die Ansicht, eine psychische Störung sei »im letzten Verstande ein Leid der Seele, die ihren Sinn nicht gefunden hat« (Jung 1932, GW11 § 497). Psychotherapie verstand er also als einen gemeinsamen, quasi kontextuellen hermeneutischen (= sinnsuchenden) Prozess. Das primäre Hilfsmittel des Therapeuten ist, ausgehend von einer der Welt der Romantik entstammenden »ursprünglichen Sympathie zwischen Umwelt und Innenwelt« (Clair 2018, S. 18), die sog. ›symbolisierende‹ (manchmal auch ›symbolische‹) Einstellung (Jung 1921, GW6 § 824). Sie betrachtet die innerseelischen Vorgänge und die Geschehnisse im Außen als zusammengehörig, so dass Dinge, die einem widerfahren, Szenen, in denen man sich befindet, Bilder, die man phantasiert etc. als Weg, Hinweis und Anspielung zum Verständnis der inneren Welt genutzt werden, indem sie als Symbole für dieselbe betrachtet werden: »Analysts are trained to cultivate in themselves and their patients a way of thinking in which the whole oft the patients psychic life can be understood in the same way as dreams, that is, as a form of symbolic expression« (Coleman 2010, S. 94). Die grundlegende Haltung ist dabei, dass nicht nur das psychische Leben, sondern alles in der Welt Geschehende auch sinnhaft zu interpretieren ist, und dass es eben darum geht, den verborgenen Sinn – etwa auch einer psychischen oder körperlichen Symptomatik – zu extrahieren: »It is necessary to be ready for almost anything to become an image representing, in therapy, in earlier events, experiences or attitudes to others and to the patient himself; and to be ready to bring out the symbolic potential in such images«, so die Londoner Jungianerin Judith Hubbrack (1974, S. 8). Es ist dies eine achtsame Haltung der hohen Wertschätzung gegenüber allem Geschehen, eine Art psychologischer ›Aufladung‹ der Welt mit tiefer Bedeutung. Herrmann Hesse, der sowohl bei dem Jung-Schüler Josef Bernhard Lang als auch bei Jung selbst therapeutische Sitzungen aufsuchte (Hesse 2006a), beschreibt den Gedanken der symbolisierenden Einstellung in seinem Märchen »Iris« in unübertroffener Weise: »Jede Erscheinung auf Erden ist ein Gleichnis, und jedes Gleichnis ist ein offenes Tor, durch welches die Seele, wenn sie bereit ist, in das Innere der Welt zu gehen vermag, wo du und ich und Tag und Nacht alles eines sind« (Hesse 2006, S. 146).

5.2.2 Symboltheorie und therapeutische Arbeit mit Symbolen

Daneben gibt es einen zweiten Bereich in der Analytischen Psychologie, der das Symbolhafte an sich nach vorne bringt. Jung definiert:

5 Kernelemente der Therapie

»Ein Symbol heißen wir einen Begriff, ein Bild oder einen Namen, die uns als solche bekannt sein können, deren Begriffsinhalte oder Gebrauch und Anwendung jedoch spezifisch oder merkwürdig sind und auf einen verborgenen, unklaren oder unbekannten Sinn hindeuten. (...) Ein Begriff oder ein Bild sind symbolisch, wenn sie mehr bedeuten, als sie bezeichnen oder ausdrücken. Sie haben einen umfassenden, »unbewussten« Aspekt, der sich niemals exakt definieren oder erschöpfend erklären lässt« (Jung 1961, GW18/1 § 416f).

Die Symbolpsychologie ist einer der prominentesten Theorieanteile der Analytischen Psychologie und hat großen Einfluss auch auf die therapeutische Praxis: »Ein Ziel der Psychotherapie und des Individuationsprozesses nach C. G. Jung ist es deshalb, mit emotional bedeutsamen Symbolen, vor allem mit archetypischen Symbolen, die die Integration von psychischen Komplexen und damit auch eine größere psychische Ganzheit ermöglichen, in Kontakt zu kommen, sie zu gestalten und in Beziehung zum gelebten Leben zu setzen« (Kast 2008a, S. 66). Im Gegensatz zur klassischen Psychoanalyse, nach der Symbole immer als Weg der unbewussten Verarbeitung, etwas vor dem Bewusstsein zu verstecken, gesehen werden, sieht Jung im Symbol das bestmögliche Abbild einer inneren Realität und Wahrheit. Brumlik nennt diesen Unterschied treffend die Unterscheidung von »Zensur- und Artikulationsmodell« (1993, S. 49). Das Symbol, das ›symbolon‹ ist, von der Begriffsgeschichte her, etwas Zusammengesetztes: das sichtbare Etwas einer auch unsichtbaren, ideellen Wirklichkeit. Die Analytische Psychologie begibt sich wieder einmal eindeutig in die Tradition der Romantik, wenn sie das Symbol beschreibt als immer »etwas Vordergründiges, das auf etwas Hintergründiges verweist« (Kast 2006, S. 75). Symbole werden in der Analytischen Psychologie nicht irgendwie aufgedeckt oder entschlüsselt. Sie haben Bedeutung aus sich heraus und stehen für sich. Im Gegensatz zu einem Zeichen ist es aber nicht nur eine einfache Repräsentation, sondern das Symbol hat immer auch einen Bedeutungsüberschuss, verweist auf etwas Weiteres und Größeres, das besser nicht ausgedrückt werden kann, auf das es anspielt und das wertvolle Hinweise für die weitere psychische Entwicklung bereithält. Gleichzeitig sind im Symbol immer auch Emotionen am Werk, sowohl in deren Entstehung als auch in deren Sichtbarwerdung. »In this sense, symbols could be described as the clothig of affect in image and since, as Jung says, they are the best possible means of doing so, they have the potential to become tools to think with« (Coleman 2010, S. 99). Symbole sind nach Jung u. a. das Ergebnis der Gegensatzstruktur der Psyche. Sie konstellieren sich spontan, man kann sie nicht bewusst aufsuchen oder gar herstellen.

Symbole haben also zunächst eine grundlegende allgemeinpsychologische Bedeutung und ermöglichen die Orientierung in der inneren und äußeren Welt, denn »die Grundfunktion von Symbolen ist es, die vielfältigen Aspekte einer sehr komplexen Realität zusammenzufassen« (Dorst 2015b, S. 20). Gleichzeitig aber »treffen sich im Symbol Welterfahrung und psychische Bedeutung« (ebd. S. 27), d. h., es hat Bezug zur archetypischen Schicht unserer Psyche und weist damit immer über die persönliche Bedeutungsebene – die dadurch nicht geschmälert werden soll – hinaus. Dazwischen liegt die Ebene sog. ›Symbolsysteme‹, die zwar kollektive, aber nicht universelle Bedeutung haben (etwa die Symbolsysteme in Politik, Wissenschaft etc., vgl. z. B. Bruce-Mitford 2008).

Symbole kommen in den therapeutischen Kontext von Innen (z. B. durch Träume, Imaginationen etc.) oder von außen (z. B. durch Erzählungen der Patienten, durch Bilder, Filme etc.). Es gilt nun, ein Verständnis ihrer schöpferischen Bedeutung zu erarbeiten. Die Nutzung der alltagspsychologisch so beliebten Symbollexika ist dabei problematisch, da sie die Weite des Symbols schnell wieder auf einzelne, nun feststehende Bedeutungsgebungen reduzieren kann. Dorst (2015b) schlägt folgenden Ablauf der Arbeit mit Symbolen vor:

- sich einstimmen, in Gefühlskontakt treten mit dem Symbol
- erkunden des Bedeutungsfeldes des Symbols
- kreatives Erfahren und Gestalten
- Deutung, Einsicht, Erkenntnis
- Transfer, Alltagbezug

Symbole werden dabei weniger auf ihre historische Komponente hin untersucht als vielmehr über ihren Aussagegehalt bzgl. der gegenwärtigen Situation des Patienten und selbstverständlich, dem Finalitätsprinzip folgend, bzgl. ihrer Hinweisfunktion für die zukünftige Entwicklung hin befragt.

5 Kernelemente der Therapie

Der Psychotherapeut wird so »eigentlich ein Hermeneut, ein deutender Übersetzter.« (v. Franz 2001, S. 67). Beide ›Nutzungsweisen‹ des Symbolischen, die der symbolisierenden Einstellung und die des hermeneutischen Zugangs zu überpersönlichen Symbolen, ziehen sich durch alle konkreten therapeutischen Methoden der Analytischen Psychologie. Neben dieser übergeordneten therapeutischen Haltung verfügt die Analytische Psychologie nun über drei genuine und zwei affiliierte therapeutische Methoden. Sie sollen im Folgenden jeweils kurz dargestellt werden.

5.3 Die Arbeit in und mit der therapeutischen Beziehung

In Jungs Werkgeschichte nehmen die Beachtung der therapeutischen Beziehung und die Überlegungen zum Übertragungs- und Gegenübertragungsgeschehen einen über die Zeit kontinuierlich steigenden Stellenwert ein. Die Arbeit an und mit der therapeutischen Beziehung ist heute die therapiepraktische Klammer, die sämtliche behandlungsrelevanten Konzepte der Analytischen Psychologie umfasst: »Es ist wohl nicht übertrieben, wenn man annimmt, dass sozusagen alle Fälle, die längerer Behandlung bedürfen, um das Phänomen der Übertragung gravieren, und dass es zum mindesten so erscheint, als ob der Erfolg oder Misserfolg der Behandlung ganz wesentlich damit zu tun hätte«, schreibt Jung (1946b, GW 16 § 168) und nimmt damit vor über 70 Jahren bereits die Erkenntnisse aktueller Therapieforschung voraus, die die therapeutische Beziehung »als robustesten Prädiktor des Therapieerfolgs« (Wöller 2016, S. 105) erkannt hat. Folgt man jungianischen Autoren, so besteht die Kunst der therapeutischen Beziehungsgestaltung in der Aufrechterhaltung der Paradoxie zwischen der zurückhaltendraumgebenden Haltung des Therapeuten und seiner Fähigkeit und Bereitschaft, eine äußerst nahe, ja zeitweise enge Beziehung zu seinen Patienten zu begünstigen und aufrechtzuerhalten. Mit Johannes vom

5.3 Die Arbeit in und mit der therapeutischen Beziehung

Kreuz benennt Hillman (2016, S. 31) dieses Paradoxon mit dem Terminus »*sin animo y con arrimo*: ohne näher zu kommen näherzukommen«. Die grundlegend notwendige Haltung des Therapeuten seinen Patienten gegenüber wird oft mit dem griechischen Ausdruck *agape* widergegeben (Lambert 1974). Es ist dies eine tiefe, uneigennützige liebende Verbindung, die aber zeitweise negative Affekte nicht ausschließt. Die Theorie der therapeutischen Beziehung wird in der Analytischen Psychologie allerdings größtenteils mit den psychoanalytischen Vokabeln von Übertragung und Gegenübertragung geführt. In Abgrenzung zu manchen freudianischen Konzepten fasst sie »die Gesamtheit aller psychischen Aktionen und Reaktionen, die innerhalb der analytischen Situation sowohl im Patienten als auch im Analytiker ablaufen, als Übertragungs- und Gegenübertragungsvorgänge auf« (Dieckmann 1980a, S. 114). Der grundlegende Vorgang der Übertragung wird in der Projektion gesehen, der in der Analytischen Psychologie aber nicht ausschließlich unter Abwehrgesichtspunkten betrachtet wird. Dabei nimmt Jung, eine alchemistische Metapher nutzend, eine enge bewusste und unbewusste Verschränkung von Therapeut und Patient an, wie sich generell bei nahen Beziehungen auch starke unbewusste gegenseitige Austausch- und Veränderungsprozesse ergeben, und spricht von *hieros gamos*, der alchemistischen Heiligen Hochzeit, oder von *conjunctio* (Jung 1946b, GW 16 § 358). »Die Behandlungspraxis der Analytischen Psychologie stützte sich früh auf ein interpersonales und intersubjektives Beziehungsmodell« (Braun 2016a, S. 14), sie setzt auf »das Geheimnis der gegenseitigen Individuation« (v. Franz 1980, S. 229) und kann somit als historischer Vorläufer der modernen, derzeit im psychoanalytischen Feld primär diskutierten Intersubjektivitätstheorie (Orange u. a. 2015) gelten. Schon 1912 ging Freud, etwa in seiner Forderung, der Analytiker solle »dem gebenden Unbewussten des Kranken sein eigenes Unbewusstes als empfangendes Organ zuwenden« (Freud 1912, S. 382), von einer engen unbewussten Verwicklung zwischen beiden Beziehungspartnern einer Therapiesituation aus. Jung beschreibt in seinem an die alchemistische sog. ›Hochzeitsquaternio‹ angelenten Beziehungskonzept die Parallelität bewusster und unbewusster Beziehungsaufnahme und den Zugang des einen Partners zu unbewussten Anteilen des anderen (Vogel 2016b). Beide reagieren resonant aufeinander und dabei kommt es zu einem beidseitigen und gegenseitigen Veränderungsprozess, zu einer »wechselseitigen Verwandlung« (Fordham 1980, S. 84), so dass therapeutisches Arbeiten immer als Entwicklungsweg für Patient und Therapeut gleichermaßen gesehen wird: »Zwischen Arzt und Patient bestehen irrationale Beziehungsfaktoren, welche gegenseitige Wandlung bewirken« (Jung 1929b, GW16 § 164). Große zwischenmenschliche Nähe ensteht in dieser Sichtweise nicht nur durch direkte Verbindungen zwischen zwei Menschen (etwa was miteinander gesprochen oder was vom anderen gesehen wird), sondern immer auch durch gleichzeitige Verbindungen der Beteiligten zu jeweils ihren eigenen Tiefendimensionen (Hillman 2016). Denn der Therapeut »ist ebenso sehr Bestandteil des seelischen Vorgangs der Behandlung wie dieser (der Patient, Anm. d. Verf.) und darum ebenso sehr den verwandelnden Einflüssen ausgesetzt wie jener« (ebd. § 166). Diese Feststellung erfolgt, ohne dass die Asymmetrie der Rollen dadurch aufgehoben würde.

Dieser Alchemie-inspirierte (therapeutische) Beziehungsprozess ist nicht das einzige archetypisch motivierte Geschehen im therapeutischen Beziehungsgeschehen. Denn, gehen wir im Vergleich zu den klassischen freudianischen Psychologien und ihren Weitereitwicklungen in der Analytischen Psychologie »vom Unbewussten mit sowohl persönlichen (einschließlich vorgeburtlichen) als auch kollektiv-archetypischen Inhalten aus, ergibt sich eine umfänglichere Möglichkeit der Projekte. Dann werden wir auch unser Augenmerk darauf haben, dass nicht nur Inhalte aus dem persönlichen Unbewussten, sondern auch solche aus dem kollektiven Unbewussten übertragen werden können« (Adam 2000, S. 71). Jung beschreibt auch eine sog. ›Archetypische Übertragung‹, bei der ein undifferenzierter und noch völlig unintegrierter Pol eines konstellierten Archetyps nicht als zu sich zugehörig, sondern auf das Gegenüber, hier also meist den Therapeuten projiziert wird. Ihm werden dann, etwa in einer ›idealisierten Übertragung‹, Eigenschaften eines Heilergottes zugeschrieben, er steht für eine Chance zur Individuation und er wird verehrt und ›angebetet‹, während die andere Seite des heilerarchetypischen Motives, nämlich das Kranke, Behandlungsbedürftige, beim Patienten selbst verweilt und er sich ausschließlich mit ihm identifiziert. In moderner, die Ergebnisse aktueller Psychotherapieforschung vorwegnehmender Manier formuliert Jung: »Darum ist auch für das Resultat einer seelischen Behandlung die Persönlichkeit des Arztes (sowie des Patienten) oft so unendlich viel wichtiger als das, was der Arzt sagt und meint, obschon letzteres ein nicht zu unterschätzender Störungs- oder Heilfaktor mit sein kann« (Jung 1929b, GW16 § 76). Der englische Jungianer der »zweiten Generation«, Michael Fordham (1905–1995) unterschied von dieser archetypischen Übertragung die sog. »Infantile Übertragung«, die sich auf frühe v. a. familiäre Beziehungserfahrungen bezieht.

Zum weiteren Studium:

Otscheret, J., Braun, C. (2005) Im Dialog mit dem Anderen. Intersubjektivität in der Psychoanalyse und Psychotherapie. Frankfurt a. M.: Brandes&Apsel
Braun, C. (2016a) Die therapeutische Beziehung. Konzepte und Praxis in der Analytischen Psychologie C. G. Jungs. Stuttgart: Kohlhammer

5.4 Therapeutische Traumarbeit

5.4.1 Traumtheorie und -praxis in der Analytischen Psychologie

Die Geistesgeschichte sämtlicher Hochkulturen der Welt ist durchzogen von einer wertschätzenden Betrachtung des Traumlebens. In seiner ›Traumdeutung‹ entwickelte Freud (1900) ein psychologisches Modell der Psyche des Menschen unter Einbeziehung unbewusster Schichten. Trotz der anfänglichen Hochachtung Freuds für die therapeutische Arbeit mit Träumen spielt diese in der modernen psychoanalytischen Therapiepraxis kaum mehr eine Rolle, ja taucht in aktuellen Überblicksschriften über psychodynamische Interventionsmethoden nicht mehr auf (z. B. Körner 2016). Die Traumarbeit erfolgt vielmehr immer auf der Ebene der Reflexion des Übertragungs-Gegenübertragungs-Geschehens. Dies gilt zwar in gleichem Maße auch für die jungianischen Ansätze, gleichzeitig scheut sich die Analytische Psychologie unter dieser Prämisse nicht, auch psychoedukative Elemente etwa über das Zustandekommen oder die Zusammensetzung von Träumen einzubauen und dem Patienten Traumwissen etwa über den Aufbau von Träumen, die Möglichkeiten, sich verstärkt zu erinnern oder Theorien über Verstehensmöglichkeiten zu vermitteln.

In Abgrenzung zur Freud'schen Traumtheorie beschreibt Jung den Traum als »spontane Selbstdarstellung der aktuellen Lage des Unbewussten in symbolischer Form« (Jung 1928c, GW8 § 505). Träume haben so seiner Ansicht nach kompensatorische und wegweisende Funktionen.

Bis heute erfährt der Traum in der Analytischen Psychologie eine hohe Wertschätzung und die therapeutische Arbeit mit Träumen, sich mit seinem Traum zu »befreunden, an ihm teilzuhaben, in seine Bilderwelt und Stimmungen einzutreten ...« (Hillman 2016, S. 60), gehört zum Herzstück der Analyse. Patienten werden von vielen jungianischen Psychotherapeuten schon in der Eingangsphase der Therapie um eine verstärkte Beachtung ihrer Träume und um Traumerzählungen in der therapeutischen Sitzung gebeten und angeregt, ein ›Traumtagebuch‹ anzulegen. Verena Kast schlägt vor, dass dann in der therapeutischen Situation »der Traum erzählt und nicht abgelesen wird. So wird er als Narrativ gestaltet. Danach werden Fragen nach den Emotionen im Traum, aber auch nach der bleibenden Emotion beim Aufwachen gestellt. Erste Ideen des Träumers werden gesammelt. In einem dritten Schritt bittet die Autorin den Analysanden darum, in leicht entspanntem Zustand sich den Traum noch einmal vorzustellen und ihn so genau wie möglich zu beschreiben. Auch stellt sie sich den Traum, so weit das möglich ist, selbst vor: Therapeut und Analysand arbeiten in einem gemeinsamen Vorstellungsraum (Kast 2011, S. 105). Als kurzer Leitfaden zur sorgsamen Beachtung von Träumen mag folgender Ablauf gelten (Vogel 2016a):

1. Kontemplation
2. Darstellung und Deskription
3. Imagination
4. Amplifikation
5. evtl. Assoziation (objektstufig, dann subjektstufig)

Verläuft eine Analytische Psychologie in normalen Bahnen, erhält der Patient eine Schulung in dieser Traumarbeit, die nach Abschluss der Behandlung weitergeführt werden kann im Sinne eines Zugewinns an Selbstfürsorge- und Selbstheilungskompetenzen. Man kann sagen, dass die »Sprache« des Unbewussten in der Bildsprache der Symbole zu finden ist (▶ Kap. 5.2). In der Therapie wird sie v. a. in Träumen und Imaginationen gesprochen und es ist eine wesentliche Aufgabe psychotherapeutischen Handelns, diese Sprache zu erlernen. Es ist dies eine »Hinführung des Patienten zum Dialog mit dem Unbewussten« (Adam 2000, S. 409), ein Training der Transzendenten Funktion (▶ Kap. 3.6).

Jung vergleicht in seiner Traumtheorie die Struktur eines normalen Traumes mit dem klassischen griechischen Drama: Die *Exposition* berichtet die Anfangssituation, die *Verwicklung* führt ein neues komplizierendes Thema ein, die *Kulmination* führt zu einer krisenähnlichen Steigerung, die *Lysis* führt zu einer Lösung und zum Spannungsabfall (Jung 1945a, GW8 § 561ff). Der theoretische Hauptunterschied zwischen der klassischen freudianischen Traumbetrachtung und derjenigen Jungs hat mit dem zu tun, was in Kapitel 5 bereits bzgl. des Symbolbegriffes angesprochen wurde. Das Traumgeschehen wird als symbolisches Geschehen betrachtet, das nicht, wie bei Freud, einen latenten Trauminhalt verbirgt, sondern als Botschaft aus dem Unbewussten, die für sich wahrgenommen werden muss. So wird in der Analytischen Psychologie zwar durchaus auch ›kausal-reduktionistisch‹ nach den (meist komplexhaften) Ursachen der Traumgeschichte im vergangenen Leben des Träumers gefragt. Viel wichtiger aber ist die finale Fragestellung (▶ Kap. 3.5), also der Versuch, den Traum als Hinweisgeber für Zukünftiges zu betrachten, als Wegweiser und kreativer Kommentar für den weiteren Lebens-(Individuations-)weg. Die zugehörigen Fragen sind (Adam 2000, S. 220):

- Wozu sind die Träume gut?
- Wohin führen sie?
- Welchen Sinn haben sie?

Dazu gehört auch die sog. ›prospektive Funktion‹ des Traumes als Zukünftiges antizipierend und Konfliktlösungen vorschlagend (Jung 1945a, GW8 § 493).

Ingrid Riedel spricht von einer »symbolischen Traumsprache«, einer Art »Bildersprache« (Riedel 2010, S. 31), die der Mensch erlernen solle. Grundsätzlich finden sich in der Analytischen Psychologie drei Verständnisebenen des Traumes.

Die objektstufige Betrachtung: »Ich nenne jede Deutung, in der die Traumausdrücke als mit realen Objekten identisch gesetzt werden können, eine Deutung auf der Objektstufe« (Jung 1916d, GW7 § 130). So beschreibt Jung prägnant die wohl verbreitetste und inzwischen weit über die Tiefenpsychologie hinausgehende allgemeine Traumpsychologie. Sie sucht nach alltagsweltlichen Entsprechungen zu den Traumelementen, die allerdings nicht unbedingt objektiv gegeben sein müssen, sondern die vom Träumer auch nur hergestellt werden.

Die subjektstufige Betrachtung: Hier betrachten wir den Traum als Darstellung der Psyche des Träumers. Jedes Traumelement, jede Person, jedes Tier, jedes Ding aus der Traumerzählung wird als bildhafter Ausdruck der Person des Träumers angesehen: »Alle Personen, Objekte und Handlungen sind Ausdrucksformen der eigenen Seele, im Sinne der Selbsterkenntnis ›Das bist Du‹ oder ›So bist Du‹!« (Hark 2002, S. 233). Der Wert dieser Traumbetrachtungsvariante für das Ziel einer Ganzwerdung und für das Entgegenwirken von Projektionen eigener Seeleninhalte nach Außen ist evident. Dies ist sicher häufig auch die interessantere Traumbetrachtung, birgt aber u. U. das Risiko, äußere Einflüsse als völlig vernachlässigungswert zu erachten, was sicher eine Übertreibung auch einer Psychologie als ›Disziplin der Innerlichkeit‹ (s. o.) bedeuten würde.

Die symbolisch-archetypische Betrachtung: Zwar finden sich nicht in jedem Traumbericht Elemente archetypischer Symbolik, bisweilen erschienen jedoch »uralte Bilder, von der Natur abgelesen, von der Kulturgeschichte vieler Völker angereichert und der menschlichen Seele schließlich eingeprägt« (Riedel 2010, S. 32). Träume mit hoher ›archetypischer Ladung‹ nannte Jung ›Große Träume‹. Der jungianische Psychoanalytiker und Theologe Helmut Hark stellt sie als ›kollektive

Träume‹ den individuellen Träumen gegenüber (Hark 2002). Sie vermitteln ein Gefühl von besonderer Bedeutsamkeit, man vergisst sie kaum mehr. Archetypische Träume entwickeln sich meist in krisenhaften Lebenssituationen, in Übergangs- und Schwellenzeiten.»Damit tritt das Traumerlebnis in einen größeren Sinnzusammenhang. Das Auftauchen von kollektiven Symbolen im eigenen Traum oder in der eigenen Lebensgeschichte stärkt das Gefühl, ein echtes Menschenschicksal zu haben und mit den großen Erfahrungen der Menschheit verbunden und auch von ihnen getragen zu sein« (Riedel 2010, S. 46).

Die archetypische Betrachtungsebene weist auch besonders auf die von Jung als so bedeutsam erachtete Kompensationsfunktion des Traumes hin. So meint Jung:»Die allgemeine Funktion der Träume besteht in dem Versuch, uns das psychische Gleichgewicht wiederzugeben, indem sie Traummaterial produzieren, das auf subtile Weise die gesamte psychische Balance wiederherstellt. Dies nenne ich die komplementäre (oder kompensatorische) Funktion der Träume« (Jung 1995, S. 50). Verena Kast (2006) nennt dies die »Zweite Traumtheorie« Jungs, während die erste Theorie die Komplextheorie sei. Ihr liegen die beiden bereits beschriebenen grundlegenden Ideen der Selbstregulationstendenz der Psyche und der krankmachenden Einseitigkeit zugrunde: »Der Traum konfrontiert den Träumer oder die Träumerin mit vernachlässigten Aspekten der eigenen Person, die aber, um in einem hinreichend guten Gleichgewicht zu sein, gesehen oder auch gelebt werden müssen. ›Compensare‹ wird übersetzt mit ›ausgleichen‹, aber auch mit ›ersetzten‹« (Kast 2006, S. 98).

5.4.2 Amplifikation

Im konkreten therapeutischen Gespräch über den Traum, in seinem imaginativen und affektiven Nacherleben in der therapeutischen Situation, aber auch in der sonstigen psychotherapeutischen Arbeit kommt eine genuin jungianische Behandlungstechnik, die sog. Amplifikation (lat. *Amplificare:* erweitern, vergrößern) zum Einsatz. In Ergänzung, teilweise auch als Ersatz zur freudianischen ›freien Assoziation‹, in der

5 Kernelemente der Therapie

die Einfälle der Patienten zu den einzelnen Traumelementen erfragt werden, ist die Amplifikation (bisweilen auch ›unpersönliche Assoziation‹ im Vergleich zu Freuds ›persönlicher Assoziation‹ genannt, Frey-John 2011) zunächst die Aufgabe des Therapeuten. Sie ist eine Konsequenz der symbolisierenden Einstellung (s. o.) und stellt durch »vergleichende Betrachtung« (v. Franz 2014) als »hochentwickelte Form der Analogie« (Samuels 1989, S. 38) das Thema des Patienten in einen allgemeinmenschlichen, archetypischen Zusammenhang. Zunächst v. a. auf Traumelemente angewandt, zu denen der Träumer selbst nichts zu assoziieren weiß oder die einen generell »eindrucksvoll fremdartigen Charakter haben« (Meier 1972, S. 21), wird heute die Amplifikation breiter und auch auf das gesamte Traummotiv ausgeweitet genutzt. Dazu arbeiten die jungianischen Therapeuten in erster Linie mit Märchen und Mythen, also der »systematized collective imagination« (Salman 2010, S. 123), aber auch mit Ausschnitten aus Literatur, Film, Musik und (bildender) Kunst, die sie dem Patienten zur Verfügung stellen. Während die Assoziationen das Thema reduktiv auf ein unbewusstes persönliches Motiv der Patienten zurückführen, ist es die Aufgabe der Amplifikation, den Verstehenshorizont zu erweitern, indem Beispiele aus der Menschheitsgeschichte herangezogen werden, um die individuelle Situation zu verstehen, einordnen zu können und evtl. auch um Lösungsansätze zu entwickeln. Das therapeutische Arbeiten mit Märchen und Mythen ist auch eine Methode der jungianischen Kindertherapie (Lutz 2016), bestimmt aber ebenfalls maßgeblich die Interventionen in der Erwachsenenbehandlung.

Wie bei der Assoziation wird auch bei der Amplifikation nicht primär etwa zur gesamten Traumgeschichte bzw. -szene, sondern zu jedem einzelnen Traumdetail gearbeitet. Der Therapeut sucht »Parallelen, auch sehr entlegene, und zwar zu jedem Traumstück, und versucht, eine psychologische Geschichte des Traumes und seinen ihm zugrundeliegenden Bedeutungen herzustellen« (Jung 1912b, GW 4 § 331). Der hier benutzte Plural weist im Übrigen auf den multiplen Bedeutungsgehalt eines jeden Traumes hin, der nie erschöpfend erkannt werden kann. Auch gibt es nicht eine ›richtige‹ Traumauslegung, sondern die Bedeutung oder besser die Bedeutsamkeit des Traumes ergibt sich aus einem intersubjektiven und kokonstruktiven Austauschprozess (Verena Kasts »gemeinsamer Vorstellungsraum«, s. o.) zwischen Therapeut und Patient, in den sich beide als ganze Persönlichkeit einbringen.

Die Methode der Amplifikation erfordert ein Interesse des Therapeuten an Dingen, die weit über die psychotherapeutischen Belange im engeren Sinne hinausgehen. Deshalb ist es, so Jung, »eine ganz besonders wichtige Angelegenheit, möglichst viel von primitiver Psychologie, Mythologie, Archäologie und vergleichender Religionsgeschichte zu wissen, weil mir diese Gebiete unschätzbare Analogien liefern, mit denen ich die Einfälle meiner Patienten bereichern kann« (Jung 1928a, GW 16 § 96). Auch andere therapeutische Schulrichtungen greifen inzwischen, z. T. durchaus mit Bezug auf C. G. Jung, auf das therapeutische »Arbeiten mit komplexen Erzählformen«, etwa als Spezialform der Arbeit mit Metaphern zurück (z. B. Lindemann 2014 für die systemische Therapie, Finke 2013 für die personenzentrierte Psychotherapie).

Die Amplifikation ist jedoch nicht nur eine therapeutische Vorgehensweise. Ihr liegt die gesamte Jung'sche Erkenntnistheorie (▶ Kap. 10) zugrunde, deren vorherrschende Erkenntnismethode man als »Amplifikatorische (Tiefen-)Hermeneutik des Bildes« (vgl. z. B. Brumlik 1993) zusammenfassen könnte.

Zum weiteren Studium:

Adam, K.-U. (2010) Therapeutisches Arbeiten mit Träumen. Theorie und Praxis der Traumarbeit. Berlin: Springer

Exkurs: Albträume

In den öffentlichen Medien und in verschiedenen Therapieschulen wird in den letzten Jahren dem Phänomen der Albträume (germ. *albi:* Elf) besondere Beachtung geschenkt und therapeutische Behandlungsmanuale wurden entwickelt (z. B. Thünker und Pietrowski 2011). Albträume sind nicht inhaltlich definiert, sondern über ihre vorherrschende negative Emotion (meist Angst, seltener Ekel oder Scham) während des Träumens bzw. bei und nach dem Aufwachen. Die negativen Affekte ziehen sich nicht selten in den folgenden Tag hinein. Albträume können einmalig auftreten, neigen aber zu Wiederholungen. Sie sind Teil psychischer Störungen (z. B. Depressionen oder Posttraumatische Belastungsstörungen) oder treten völlig unabhängig von solchen auf.

Die jungianische Traumtheorie verfügt über unterschiedliche Ansatzpunkte zum Verständnis von Albträumen, darunter:

- Albträume als Folge der Unterbrechung der normalen Traumstruktur (es kommt nicht zur Lysis)
- Albträume als Folge der Wahrnehmung von Schattenaspekten im Traum
- Albträume als Folge besonderer Kompensationsnotwendigkeiten
- Albträume als Folge unberücksichtigter Individuationsanforderungen
- Albträume als Folge eines inkohärenten Ich-Komplexes und einer Überflutung durch unbewusste Inhalte

Die hauptsächliche Methode zur therapeutischen Arbeit mit Albträumen ist in der Analytischen Psychologie neben den deutenden Verstehensversuchen und der Arbeit mit den jeweiligen Albtraummotiven (Daniel 2013) seit jeher die (Aktive) Imagination (Kast 2015b). Die letzte Traumszene wird dabei meist als Einstieg in ein ›Weiterimaginieren‹ im Sinne der Aktiven Imagination genutzt (▶ Kap. 5.5).

5.5 Aktive Imagination

C. G. Jung war wohl der erste, der, ausgehend von einer langen Zeit der ›Selbsterfahrung‹, eine imaginative Methode innerhalb einer modernen Psychotherapie zur Anwendung brachte. Die heute so populären Imaginationstechniken der Katathym Imaginativen Psychotherapie (Bahrke und Nohr 2012; Ullmann u. a. 2017), der Traumatherapie (Reddemann 2017; Schmucker und Köster 2014) oder der Verhaltenstherapie (Kirn u. a. 2009) leiten sich zumindest historisch und teilweise auch direkt inhaltlich aus Jungs Pionierarbeiten ab. Die hohe Affinität der gesamten Analytischen Psychologie zum inneren und äußeren Bild wurde bereits dargestellt (▶ Kap. 3.11). Die therapeutische Konsequenz daraus ist die Entwicklung einer therapeutischen Methode mittels des Mediums der ›Bildproduktion‹, der Imagination. Jung meinte, »Die Imagination ist die reproduktive oder schöpferische Tätigkeit des Geistes überhaupt ...« (Jung 1921, GW6 § 792). Als solche bildet Sie ein Zwischenglied zwischen dem frei zugänglichen Bewussten und dem Unbewussten und wird von Jungianern immer wieder in die Nähe einer ›inneren Alchemie‹, also einer Meditationsweise, die die äußeren alchemistischen Prozesse als Metaphern innerpsychischer Vorgänge sieht, gebracht. Erstmals 1916 von Jung dargestellt (Jung 1916a, GW8), allerdings ohne diesen Terminus schon zu verwenden, ist sie doch diejenige therapeutische Methode, die er schon Jahre vorher, in einer tiefen persönlichen Krise und zunächst ausschließlich zu ›Selbstheilungszwecken‹ erprobte und in den Bildern und Texten des Roten Buches (▶ Kap. 3.11.2) festhielt. Zunächst einmal ist die Aktive Imagination eine Methode der ›Introversion‹, d. h. der Wendung der seelischen Energie (der Libido nach Jung) nach Innen mittels einer gerichteten Aufmerksamkeit, einer ›Innenschau‹. Dadurch werden Komplexe, aber auch archetypische Schichten ›energetisiert‹ und, über ihre Bebilderung, auch ansatzweise bewusstseinsfähig. Sie stellt gleichzeitig eine »natürliche oder unbewusste individuelle Amplifikation« (Salman 2010, S. 123, Übers. d. Verf.) dar. Dann aber zielt die Methode immer auch auf eine Veränderung im täglichen Leben, ja sie ermöglicht diese oft erst und bereitet sie in der Imagination, bisweilen fast im Sinne eines imaginativen Probehandelns, vor. Am Beispiel der Aktiven Imagination wird die Überscheidungsfläche zwischen Psychologie und Spiritualität, die die Analytische Psychologie aufweist, besonders deutlich. Sie ist eine therapeutische Methode par excellence, eine Methode der Selbsterfahrung und Selbstentwicklung, aber auch »eine Form der Meditation« (Kast 2014a, S. 419). Die psychotherapeutische Anwendung hebt v. a. auf die intrapsychische Landschaft unserer Komplexe ab, die in der Aktiven Imagination als lebendige Bilder erfahren werden. Es geht um frühere Erfahrungen mit den Anderen und mit sich selbst, psychoanalytisch gesprochen um die Selbst- und Objektrepräsentanzen, die in der Imagination in Szene gesetzt und erlebt werden. Gleichzeitig ermöglicht es das Verfahren, Einfluss auf die Bilder und Symbole unserer Komplexe zu nehmen, indem man sich zunächst zu ihnen in Beziehung setzt und sodann evtl. sogar verändernd auf sie einwirkt. Die archetypischen Schichten zeigen sich meist in kollektiven Symbolbildern und bringen positive und negative kreative Aspekte zum Vorschein. Aktive Imagination als Methode »structures an enhances the natural, spontaneous expression of archetypes and the living stream of constructive and deconstructive psychological process« (Salman 2010, S. 118). Die spirituelle Komponente der Methode geht über diese noch immer therapeutische Nutzung hinaus und übersteigt sie. Sie setzt sich mit der bildhaften ›Wirklichkeit‹ des seelischen Innenraumes, des von Henri Corbin in die Wissenschaft eingebrachte *mundus imaginalis* (▶ Kap. 3.11) auseinander und kommt so in die Nähe abendländischer und orientalischer Mystik. Ein herausragendes diesbezügliches Beispiel für die Rolle der (Aktiven) Imagination ist z. B. Theresa von Avila (1515–1582) und ihre »Seelenburg« (Las moradas del Castillo interior, die sieben »Wohnungen der inneren Burg«). Mystische Erfahrung ist eben, Jung folgend, die »Erfahrung der Archetypen« (z. B. Jung 1939b, GW9/1 § 257ff).

Aktive Imagination führt mit anderen Worten, zu einem Erlebnis der »Einheitswirklichkeit«. Auch sie kann, wie der *mundus imaginalis,* so Erich Neumann (1969), nur indirekt, etwa in Symbolen, erfahren werden. Der *mundus imaginalis* wird zum ›Sehnsuchtsort‹, zum ›Hoffnungsort‹, zur wahren Heimat, mit dem Gefühl des ›Nachhausekommens‹. Hier erweist sich die Wirkung des Finalitätsprinzips auf ganz konkrete Weise. Alle Gnostiker etwa sprechen von einem Entfrem-

5.5 Aktive Imagination

dungsgefühl in der Welt und dem Gefühl, zu Hause zu sein, wenn, eventuell zusammen mit einem inneren Führer, der *mundus imaginalis* erreicht und durchschritten wird.

Der *mundus imaginalis* ist eine Welt »... that requires a faculty of perception belonging to it« (Corbin 1964). Corbin selbst nennt u. a. die Aktive Imagination, und er sähe sicher skeptisch in den modernen psychotherapeutischen Imaginationsformen eine »Säkularisation des Imaginalen in das Imaginäre« (ebd.) und nähert sich damit der Archetypischen bzw. Imaginativen Schule der Analytischen Psychologie von James Hillman an. Beide, Corbin und Hillman, waren sich gut bekannt und lehrten auf den Eranos-Tagungen. Das Bild gilt in Hillmans ›Archetypischer Psychologie‹ als eine nicht weiter reduzierbare Grundlage der Seele, die sich auf nichts anderes bezieht als auf sich selbst und daher nicht reduktiven Deutungen unterworfen werden darf. Die Quelle der Bilder sei die Seele, die einfach Bilder produziert und selbst aus Bildern besteht (Hillman 1979). James Hillman und Wolfgang Giegerich sprechen, wie bereits erwähnt, gar vom »*soul-making*« (Giegerich 2012). Seele wird dabei nicht mehr als nur im Inneren des Menschen anzusiedeln gesehen, sondern ebenso als ihn als Ganzen umfangend und einschließend: »The active Imagination is the preeminent mirror, the epiphanic place of the Images of the archetypal world; that is why the theory of the mundus imaginalis is bound up with a theory of imaginative knowledge and imaginative function« (Corbin 1964/1972). Oder, modern jungianisch, geht es um eine: »mirroring relationship between the ego and the unconscious, and then between the collective unconscious and the natural material world. (...) Likewise, our ego consciousness seems to be a sort of mirror to and for the unconscious, more specifically, for the Self« (Mercurio 2009, S. 16). Der Unterschied dieses Zieles spiritueller Übung zu einem Großteil ostasiatischer Praktiken wurde bereits erwähnt (▶ Kap. 3). Die Aktive Imagination ist also im wahrsten jungianischen Sinne eine Methode der Ganz-Werdung, d. h. der Selbst-Erfahrung. Sie kann somit als eine ›abendländische‹ spirituelle Methode betrachtet und genutzt werden.

Nun aber zurück zur klinischen Anwendung. Das Verfahren ist generell indiziert zur Stärkung der Transzendenten Funktion, also zur Integration wenig beachteter Persönlichkeitsanteile. Sie übt Selbstregulierungskompetenzen und trainiert die Mentalisierungsfunktion. Sie ermöglicht die direkte Arbeit an den Komplexbebilderungen und bezieht dafür das schöpferische Potenzial des kollektiven Unbewussten ein. Inwieweit die Kohärenz des Ich-Komplexes gewährleistet sein muss, um die Methode einzuführen, oder ob die Methode gar zur Stärkung des Ichs beitragen kann, darüber besteht in der jungianischen Literatur Uneinigkeit (Vogel 2014). Wahrscheinlich ist diese auch auf unterschiedliche Vorstellungen der Anwendung des Verfahrens zurückzuführen. Grundsätzlich wird aber darauf hingewiesen, darauf zu achten, dass das Ich des Patienten nicht durch Inhalte des Kollektiven oder auch (z. B. bei Traumapatienten) des persönlichen Unbewussten überflutet werden kann. Schließlich finden wir in unseren Innenräumen nicht nur ›Nettigkeiten‹, sondern auch uns fremde Niederschläge traumatischer Erlebnisse, kollektive und individuelle Schattenanteile und negative archetypische Bilder (zur Bipolarität der Archetypen ▶ Kap. 3.2.2). Immer wieder wird für denjenigen, der sich in die Tiefen seines Unbewussten hineinbegibt, dringend empfohlen, er solle sich in einer festen, vertrauensvollen Beziehung zu einem oder mehreren Menschen befinden (z. B. Hannah 1985), mit denen das Erlebte angeschaut, evtl. auch ausgehalten und sodann ins Leben integriert werden kann und die den Bezug zum Alltagleben gewährleisten. C. G. Jung und viele seine Nachfolger, die sich mit der Aktiven Imagination auseinandersetzten, meinten, die Patienten sollten das Verfahren zu Hause anwenden und die Ergebnisse ähnlich den Traumberichten in die Analysestunde mitbringen. Dieses unmittelbare Vorgehen empfiehlt sich nicht bei Patienten mit schweren Störungen oder bei Schwierigkeiten, überhaupt zu imaginieren. So empfiehlt etwa Kast (2014a) die Methode »zuerst in der analytischen Sitzung« (S. 420) einzuüben, so dass der Therapeut wenn nötig ich-stärkend eingreifen kann, u. U. sogar den Part des Ichs zeitweise übernimmt oder die Imagination gar unterbricht.

Wie nun ist sich die Aktive Imagination konkret vorzustellen? Jung beschrieb die Methode an verschiedenen Stellen seines Werks. 1947 erläutert er in einem Brief:

»Bei der Aktiven Imagination kommt es darauf an, dass Sie mit irgendeinem Bild beginnen (…). Betrachten Sie das Bild und beobachten Sie genau, wie es sich zu entfalten oder zu verändern beginnt. Vermeiden Sie jeden Versuch, es in eine bestimmte Form zu bringen, tun Sie einfach nichts anderes als beobachten, welche Wandlungen spontan eintreten. Jedes seelische Bild, das Sie in dieser Weise beobachten, wird sich früher oder später umgestalten (...). Alle diese Wandlungen müssen Sie sorgsam beobachten und müssen schließlich selbst in das Bild hineingehen. Kommt eine Figur vor, die spricht, dann sagen auch Sie, was Sie zu sagen haben und hören auf das, was er oder sie (darauf antwortend) zu sagen hat. Auf diese Weise können Sie nicht nur ihr Unbewusstes analysieren, sondern Sie geben dem Unbewussten eine Chance, Sie zu analysieren.« (Jung 1972, Briefe Bd. II, S. 76).

Diese Anweisung Jungs klingt zunächst recht einfach. Die Aktive Imagination ist jedoch eine Übungsmethode, d. h., sie wird in den seltensten Fällen sofort ›klappen‹. Und sie muss, um ihre volle Wirkung entfalten zu können, beständig weitergeführt werden. Konkret hat die Aktive Imagination folgenden Ablauf (Vogel 2014, S. 32f):

1. Eine Aufzeichnungsart (Schreiben, Malen ...) auswählen und vorbereiten.
2. Einen stillen, anfangs möglichst immer den gleichen Ort auswählen.
3. Die Augen schließen oder einen festen Punkt fixieren.
4. Einen Ausgangspunkt für die Imagination wählen (Eingang durch eine Türe, Waldrand, Feldweg ...).
5. Eine entspannte (leere) innere Haltung anstreben (z. B. durch Zählen der Atemzüge, Bild, eine Treppe hinabzusteigen etc.).
6. Auf das erste sich spontan ergebende Bild achten und es ohne Eingreifen entwickeln lassen.
7. Aktiv werden mit dem eigenen (unveränderten) Ich in der Imagination (z. B. Mithandeln, Dialogisieren etc.).
8. Nach 10 bis 20 Minuten langsam aus dem Bild lösen.
9. Das Geschehene ›wirken lassen‹, evtl. aufzeichnen.
10. U. U. darüber sprechen, versuchen es zu verstehen.

Deutlich wird hier der Unterschied zu allen Methoden einer irgendwie geleiteten Imagination. Bei diesem Ablauf ist lediglich allgemein zu beachten, dass keine bekannten Personen im Bild auftauchen sollen, nicht von Bild zu Bild ›gesprungen‹ werden soll und das ›Ich‹ des Imaginierenden kohärent bleiben muss (d. h. etwa, dass man über keine Zauberkräfte verfügt, man nicht fliegen kann etc., sondern der ist, der man im Alltag eben auch ist). Ansonsten geht es um ein achtsames ›Passierenlassen‹ der inneren Bilder einerseits und um ein aktives ›Unterwegssein‹ und evtl. auch Dialogisieren in der Imagination andererseits.

Nachherige Deutungen etwa im Sinne reduktiver genetischer Deutungen, aber auch im Sinne von Symboldeutungen sind bei der Aktiven Imagination mit Vorsicht zu handhaben. Der Effekt der Übung liegt *im* Geschehen der Imagination, kognitive Einsichten sind sekundär, ja können gar den Fortschritt der Arbeit mit der Imagination erschweren und die Wirkung der Bilder reduzieren. Sie sind meist auch unnötig, denn »Bild und Sinn sind identisch« (Jung 1954, GW8, S. 230). Es geht um »eine Weise der dialektischen bzw. dialogischen Auseinandersetzung mit dem Unbewussten. (...) darum, dass das Ich, also das Bewusstsein, in einer ähnlichen Weise Beziehung zu Figuren der Seelentiefe aufnimmt, wie man mit einem konkreten Menschen spricht und ihm zuhört« (Wehr 1993, S. 79). V. a. das Malen und Gestalten spielt in der Analytischen Psychologie im Rahmen der Aktiven Imagination eine besondere Rolle, dabei sind drei unterschiedliche Zugangsweisen zu unterscheiden (Henzler 2014, S. 107):

1. Das ›spontane Malen‹ als Form der Aktiven Imagination (statt einem inneren Bild wird unmittelbar ein äußeres Bild geschaffen).
2. Das imaginierte Bild wird im Anschluss an die Imagination gemalt.
3. Das Malen oder Gestalten setzt die Aktive Imagination fort.

Obwohl sich die Aktive Imagination vorwiegend aus den theoretischen Überlegungen Jungs und seinen eigenen Erfahrungen in der Selbstanwendung und in der Therapie herleitet, ist sie inzwischen doch eines der am meisten empirisch bestätigten Verfahren innerhalb der Analytischen Psychologie. Das mit der Aktiven Imagination nah verwandte Katathyme Bilderleben (Leuner 2005) ist eine hoch evaluierte Therapiemethode (Ullmann u. a. 2017), und diese Ergebnisse sind größtenteils ohne Mühe auf die Aktive Imagination übertragbar. Auch die Aktive Imagination selbst ist in jüngerer Zeit vermehrt empirischer Forschung unterzogen worden (Bochmann und Vogel 2017). Dabei konnte etwa ihr Effekt auf die Erweiterung des Selbstkonzeptes der Übenden dargestellt werden (Haack 2017).

Zum weiteren Studium:

Dorst, B., Vogel, R.T. (Hg.) (2014) Aktive Imagination. Schöpferisch leben aus inneren Bildern. Stuttgart: Kohlhammer

Kast, V. (2012) Imagination. Zugänge zu inneren Ressourcen finden. Ostfildern: Patmos

Johnson, R.A. (2009) Inner Work. Using Dreams and Active Imagination for Personal Growth. San Francisco: HarperOne

5.6 Maltherapie

Eng verbunden mit der Aktiven Imagination ist die Methode der Maltherapie, wie sie innerhalb der Analytischen Community im Anschluss an C.G. Jung und in seiner Nachfolge an Jolande Jacobi (1985) heute v.a. von Ingrid Riedel und Christa Henzler (2016) entwickelt wurde. Spätestens mit der Moderne bemüht sich die bildende Kunst um eine »Ikonographie des Unsichtbaren« (Clair 2018, S. 23). Jung selbst nutzte die Malerei zur eigenen Arbeit mit dem Unbewussten und spricht mit großer Hochachtung von der Möglichkeit des Malens im psychotherapeutischen Kontext (Jung 1928a, GW16 § 103ff). Seit dem Jahre 1916 ermutigte Jung seine Patienten zur bildnerischen Gestaltung (Kast 2018) und jungianische Psychotherapeuten verwenden in seinem Sinne das Medium des Malens und Gestaltens nicht nur als eigenständige Methode innerhalb ihres therapeutischen Handelns, sondern auch als unterstützendes Medium etwa bei der Arbeit mit Träumen oder der Aktiven Imagination. Die Maltherapie im engeren Sinne wird im Rahmen der Psychotherapie meist begleitend zu einer analytischen oder tiefenpsychologisch fundierten Einzeltherapie durchgeführt. Daneben gibt es eine weitverbreitete Anwendung der Methode in Gruppen, die wie bei den Träumen oder der Aktiven Imagination therapeutischen Charakter oder den Zweck einer Selbsterfahrung innehaben. Jungianisch orientierte Maltherapie hebt sich trotz einiger Überschneidungen deutlich ab von der Kunsttherapie, die als »gewachsene Verbindung von Kunst und Therapie« mit ihrer Theorie »ursprünglicher Verwobenheit künstlerischer und therapeutischer Prozesse« (Titze 2017, S. 33) in ihrer eigentlichen Form eine *kunstbasierte* Therapiemethode darstellt und von akademisch ausbildeten Künstlern mit entsprechender Zusatzausbildung durchgeführt wird.

Jung schuf zwar kein eigenes »methodisches Konzept einer Maltherapie« (Riedel 2018, S. 240), hinterließ jedoch am C. G. Jung Institut Zürich ein beeindruckendes Bildarchiv von Malerei seiner Patienten, das in neuerer Zeit dem wissenschaftlichen und kunstinteressierten Publikum zur Verfügung gestellt wird (Amman u. a. 2018). Jung unterschied allerdings das Kunstschaffen von der Maltherapie, der therapeutischen Umsetzung ›innerer Bilder‹, ganz eindeutig: Bei solchen Bildern solle es »sich nicht um Kunst handeln« meint er, »sondern um mehr und anderes als bloß Kunst: nämlich um die lebendige Wirkung auf den Patienten selber« (Jung 1928a, GW16 § 104). Diese Wirkung der Maltherapie entfaltet sich im Malprozess selbst und im darauffolgenden verstehenden, u. U. auch deutenden Zugang. Jacobi erklärt die Wirkweise energetisch durch eine Art »psychischen Aderlass (…) der nicht nur eine emotionale Energie abzuführen vermag, sondern zugleich eine Veränderung des Gefälles des psychischen Energieablaufs und eine bessere Verteilung seiner Dynamik ermöglicht« und weist auf das in der Jung'schen Psychologie so bedeutsame »In-Fluß-Kommen der seelischen Energie« (Jacobi 1985, S. 44) hin. Briendl (2008, S. 8) fügt hinzu, dass »Eigenwirksamkeit erlebbar« und ein »in Kontakt Kommen mit sich selbst« ermöglicht wird (ebd., S. 54) und die von der Analytischen Psychologie behauptete Selbstregulationsfähigkeit der Psyche in Gang kommen kann. C. G. Jung selbst deutet auf die Autonomiesteigerung des Patienten hin, denn »indem er sozusagen sich selbst malt, kann er sich selbst gestalten. Denn was er malt, sind wirkende Phantasien, es ist das, was in ihm wirkt. Und was in ihm wirkt, das ist er selbst« (Jung 1928a, GW16 § 106).

5.6 Maltherapie

Folgende vier in der Praxis nicht immer ganz sauber voneinander unterscheidbare Wirkweisen der Maltherapie werden heute beschrieben (Riedel und Henzler 2016):

- Der Gestaltungsvorgang als die eigentliche kreative Tätigkeit.
- Der Symbolisierungsvorgang, durch den die innere Situation in ein Bild übersetzt wird.
- Der Besprechungsvorgang, der der Arbeit mit Träumen und Imaginationen gleicht.
- Der Begegnungs- und Beziehungsprozess zwischen Therapeut und Klient bzw. der Gruppe.

Diese inzwischen weit verbreitete Form jungianischer Maltherapie verbindet das Malen von »Bildern aus dem Unbewussten« (Jacobi 1985, S. 35), d. h. die Aktive Imagination, mit dem Mal-Akt, indem entweder das Malen nach der Imaginationsübung oder die Imagination als Weiterführung des Bildes genutzt werden kann. An anderer Stelle (Henzler und Riedel 2003) wird auch vom »spontanen Malen« oder vom »intuitiven Malen« (Riedel 2017b) gesprochen. Es geht also »um das spontan entstandene Bild, das Bild aus dem Unbewussten. Solch ein Bild entsteht z. B. aus einer Stimmung heraus, einer Wahrnehmung, aus dem Bedürfnis nach Ausdruck, einem seelischen Druck oder einem inneren Bild heraus, das konkret werden will« (ebd. S. 11). Dies sind dann auch die Ausgangspunkte der Maltherapie, die möglichst darauf verzichtet, konkrete Anweisungen oder Vorgaben zur Bildgestaltung zu geben und die Patienten nur darüber aufklärt, dass es in keinster Weise um das Gestalten ästhetisch ›schöner‹ Bilder geht. Vielmehr ist es in gut jungianischer Tradition wie bei den anderen vorgestellten Methoden in erster Linie von Bedeutung, »dass beim Gestaltungsvorgang Bewusstes und Unbewusstes miteinander in Kontakt kommen, miteinander ringen, bis sie ein Symbol, also ein Sinnzeichen hervortreiben, das von den beiden psychischen Bereichen etwas enthält und sie miteinander verbindet« (Riedel 2017b, S. 301). Die Bedeutung dieses Symbols als Ausdruck der Transzendenten Funktion (▶ Kap. 3.6) unterscheidet dann die analytische Maltherapie am Deutlichsten von den meisten Strömungen der Kunst- oder Gestaltungstherapie.

5.7 Sandspieltherapie

Nach seiner traumatischen Trennung von Sigmund Freud lernte C. G. Jung quasi zufällig die heilsame Wirkung des Gestaltens mit Sand und Steinen am Ufer des Zürichsees kennen. »Letting the unconscious express itself in a three-dimensional form«, so fasst die bekannte italienische Sandspieltherapeutin Eva Pattis Zoja die von der Schweizerin und engen Jung-Vertrauten Dora Kalff (1904–1990) entwickelte und in einem schmalen Bändchen 1966 vorgestellte Therapiemethode nahe an den Worten ihrer Begründerin zusammen (Zoja 2010, S. 141). Die Sandspieltherapie speist ihre primären Grundlagen zwar aus der Analytischen Psychologie Jungs, nimmt aber auch Bezug zu anderen Denkrichtungen, wie etwa dem Buddhismus. Das Spiel verfolgt über die Gestaltung des Ich-Selbst-Verhältnisses das Ganzheitsziel im Jung'schen Sinne.

Die Sandspielmethode wird häufig bei Kindern, aber auch bei Erwachsenen im therapeutischen Einzelsetting angewandt. Die Aufforderung des Therapeuten an seinen Patienten zum ›Sandspiel‹ ist wohl eine der zunächst verstörendsten therapeutischen Interventionen der Analytischen Psychologie für einen Großteil der erwachsenen Patienten. Den Patienten werden ein oder zwei ca. 57 × 72 cm große und ca. 7 cm tiefe Tabletts, bisweilen mit blauer Bodenfarbe, zur Verfügung gestellt, dazu eine große Zahl an Figuren (mache Sandspieltherapeuten haben einen schier unerschöpflichen Fundus an solchem Material angesammelt) sowie nasser oder trockener Sand und u. U. auch Wasser. Das Sandbild kann mit, aber auch völlig ohne Figuren gestaltet werden. Die theoretische Einordnung der Methode weist diese bei weitem nicht allein als ein sog. ›projektives Verfahren‹ aus. Vielmehr enthält sie auch zahlreiche Elemente einer Achtsamkeitsbasierten Therapie, etwa wenn zur sinnlichen Erfahrung mit dem Sand an sich aufgefordert wird. Eine besondere Rolle spielt auch die theoretische und praktische Reflexion des Mediums ›Sand‹ sowie der Tatsache der Triangulierung durch die Nutzung des Materials, die etwa eine zeitweise Distanzierung von sonst beherrschenden Affekten bedeutet. Schließlich ist die zumindest zeitweise regressive Wirkung der Sandspielmethode (Zoja 2010) zu beachten. Die Begrenzung durch den Kasten dagegen ermöglicht die Auseinandersetzung mit inneren und äußeren Grenzen und gibt Maß und Struktur. Die Pateinten sollen möglichst frei und ohne Vorannahmen an das Sandspiel herangehen und sich dem Geschehen überlassen, denn, so Jung, »oft wissen die Hände ein Geheimnis zu enträtseln, an dem der Verstand sich vergeblich mühte ...« (Jung 1916a, GW8 § 180). Dora Kalff rät folgerichtig dazu, den Gestaltungsspielraum des Patienten möglichst frei zu lassen (also keine Vorgaben zur Gestaltung des Sandkastens zu geben). Die Begrenzung sei bereits durch Kasten und Material gegeben. Der Patient »erlebt also ganz unbewusst das, was ich als den freien und zugleich geschützten Raum bezeichne« (Kalff 2017, S. 24). Die Patienten werden nur vorsichtig animiert, sich von den Figuren und dem sonstigen Material ansprechen zu lassen und damit zu experimentieren. Dann kann Unbewusstes als Sandspiel-Drama in Gestaltung kommen und sichtbar werden. Seitz (2016) weist dabei auf die doppelte Bedeutung des entstehenden Sandbildes hin: »Sandspiel eröffnet einen Zugang zum Unbewussten, zum primärprozesshaften, bildhaften Denken. Das Sandbild als Gestaltung aus dem Inneren hat dabei nicht nur Abbildfunktion, sondern wird in seinem ursprünglichen Bedeutungsgehalt als *bilidi* (angelsächs.), Sinnbild verstanden (...). So sind Bilder wesenhaft zu verstehen, als aktueller Ausdruck der Seele« (ebd., S. 69). Die Aufgabe des Therapeuten ist die Beachtung und Interpretation der auftauchenden Symbole im Einzelbild oder in Gestaltungsserien (die Arbeit mit ganzen Bilderabfolgen ist anzustreben). Bisweilen, jedoch eher selten, werden diese Interpretationen vorsichtig mitgeteilt. Am Ende jeder Sitzung wird das entstandene Sandbild von den meisten Therapeuten fotografiert, um langsam eine Folge von Bildern aufzubauen.

Die Sandspieltherapie reflektiert seit ihrer Entstehung die Therapeut-Patient-Beziehung und die Rolle des Sandspielmediums in ihr. Rasche (1992, S. 10) spricht durch den Einbezug des Therapeuten gar von einem »doppelt projektiven Verfahren«.

Selbstverständlich kommt den entstehenden Sandbildern auch eine wertvolle diagnostische Bedeutung zu. Im therapeutischen Prozess kommt es u. U. dann mit der Zeit zu regelrechten Sandbildserien, die den Entwicklungsweg der Patienten veranschaulichen, begleiten und fördern.

Die Sandspieltherapie konnte ihre Wirksamkeit auch in empirischen Untersuchungen erweisen (Melo de Matta 2006) und zeigt ihren Nutzen in vielfältigen, auch sehr schwierigen Indikationsbereichen (z. B. Zoja 2012). Inzwischen ist die Methode institutionalisiert (in der BRD etwa in der Deutschen Gesellschaft für Sandspieltherapie DGST), weltweit verbreitet (Internationale Gesellschaft für Sandspieltherapie IGST) und verfügt über ein elaboriertes System von zertifizierten Ausbildungen und Publikationsorganen (wie z. B. die Zeitschrift für Sandspieltherapie). Sie hat inzwischen über die Analytische Psychologie hinaus, im Original oder in modifizierten Formen, in zahlreichen anderen therapeutischen Schulrichtungen, etwa der Gestalttherapie und der systemischen Therapie, Einzug gehalten.

Zum weiteren Studium:

v. Gontard, A. (2007) Theorie und Praxis der Sandspieltherapie. Ein Handbuch aus kinderpsychiatrischer und analytischer Sicht. Stuttgart: Kohlhammer

5.8 Therapeutisches Arbeiten mit Märchen und Mythen

»In Mythen und Märchen wie im Traum sagt die Seele über sich selbst aus ...« (Jung 1945d, GW9/I § 400). Wir sahen bereits eine zentrale Nutzungsweise von Märchen und Mythen im Rahmen der Amplifikation (▶ Kap. 5.4.2). Sie spielt in der Traumarbeit, der Aktiven Imagination, aber auch der Mal- und Sandspieltherapie eine große Rolle. Daneben gibt es aber auch eigenständige Varianten der Märchenarbeit, die sich innerhalb der Analytischen Psychologie entwickelt haben. Zunächst ist zu unterscheiden zwischen zwei Varianten einer analytischen Märchen- und Mythenbetrachtung: Da ist einmal die Märchen-

5.8 Therapeutisches Arbeiten mit Märchen und Mythen

deutung im engeren Sinne, die v. a. einen wichtigen Teil der kultur- und religionspsychologischen Anteile der Jung'schen Psychologie ausmacht und eng an die jungianische Traumarbeit (▶ Kap. 5.4) angelehnt ist. Sie kann zwar durchaus therapeutische Effekte haben, ist aber zunächst nur auf ein vertieftes Verständnis einer Erzählung ausgerichtet und führt evtl. später zu einer intrapsychischen Neuausrichtung (vgl. dazu z. B. Drewermann 2003a und 2003b). Zum andern gibt es die direkte therapeutische Nutzung von Märchen und Mythen, aber auch von Lyrik, bildender Kunst, Film und Theater und, je nach Zugangsmöglichkeit der Patienten, durchaus auch religiöser Texte (z. B. Riedel 2013), indem Märchen, Mythen etc. direkt in die Therapie eingebracht werden. Auf diese, behandlungspraktischen Anwendungsbereiche wollen wir uns im Folgenden beschränken. Die Grundlage dafür bildet die aus der Archetypenpsychologie abgeleitete Annahme, in den Mythen seien »in symbolischer Sprache Probleme des Menschseins ausgedrückt, aber auch das Verständnis des Menschen im ganzen kosmischen Zusammenhang. Alle mythischen Geschichten verweisen auf etwas Unsagbares, das in ihnen verborgen ist. (…) Der Mythos ist also so etwas wie eine Verbindung von der Immanenz zur Transzendenz, das Bindeglied des Einzelnen zu einem größeren Ganzen …« (Kast 1993, S. 9f). Das gilt im Prinzip auch für die Märchen, in denen uns allerdings die Symbole »in etwas menschennäheren Entwicklungsprozessen begegnen als im Mythos (…). (Sie) bleiben in diesem intermediären Raum: das heißt, sie sprechen uns in unserer individuellen Existenz an und verweisen gleichzeitig darauf, dass unser individuelles Problem auch ein kollektives, existenzielles Problem ist« (Kast 1993, S. 10). Wie das Symbol generell, so weisen Märchen und Mythen also immer einen Bedeutungsüberhang auf, können nie völlig erfasst und verstanden werden. Darin liegt auch ihr hohes therapeutisches Potenzial, das sich bei jedem einzelnen Patienten in einer unterschiedlichen Art und Weise des Mythen- und Märchenverstehens ausdrückt. Innerhalb einer psychotherapeutischen Behandlung, aber auch innerhalb selbsterfahrungsorientierter Einzel- oder Gruppensitzungen kann die Arbeit an Märchen oder Mythen folgende grundlegenden Aufgaben übernehmen (vgl. Vogel 2012):

5 Kernelemente der Therapie

- Versprachlichung von Unaussprechlichem, dessen, was nur in Bildern ›gesagt‹ werden kann
- Stimulierung der Entwicklung individueller Annahmen über existenzielle Grundfragen des Menschseins
- Rückbindung an die Phylogenetik
- Anbindung an Archetypen
- Ermöglichung einer sicheren, weil durch Märchen oder Mythos ›auf Abstand gehaltenen‹ Arbeit an existenziellen Themen (Todesthemen, Sinnfragen etc.)
- Vermittlung von Orientierungswissen
- Sinngebung, u. U. Ansätze zu einer Problemlösung
- Training der Vorstellung (Imagination): der Mythos als Arbeit am Bild von sich und der Welt
- Inspiration von Ritualen
- Amplifikation sowie Vorbereitung und Klarifizierung von Deutungen auf der Komplexebene

Märchen und Mythen können sich ganz individuell auf die Situation des Patienten beziehen, sie können aber auch Themen- oder problemspezifisch eingesetzt werden. So beschreibt etwa Verena Kast (2004) den Mythos von Sisyphos oder Helmut Remmler (2001) das Grimm'sche Märchen vom Königssohn, der sich vor nichts fürchtet, als besonders geeignet zur Veranschaulichung der Situation der Lebensmitte. Um die therapeutischen Wirkungen der Erzählungen in Gang zu setzen, wurden von jungianischen Therapeuten unterschiedliche Schwerpunkte gesetzt:

- einfache, unkommentierte und ungedeutete Rezeption eines Märchens (Märchenerzählung, rezeptive Märchenarbeit)
- Arbeit mit Lieblings- der Angstmärchen des Patienten, die dessen Komplexstruktur darstellen und erarbeiten (z. B. Dieckmann 1979)
- Einbringen eines Märchens oder eines Mythos als Ausdruck oder Beschreibung einer Gegenübertragungsreaktion (Kast 1993)
- Einbringen eines Märchens oder eines Mythos als Bebilderung der psychischen Gesamtsituation des Patienten

- Einbringen eines Märchens oder eines Mythos zur Anregung einer finalitätsorientierten Sichtweise
- Anregung zum Schreibens eines Märchens oder zum Umschreiben eines Märchens etwa im Sinne eines alternativen Schlusses
- »Ausfantasieren, Meditieren oder Gestalten der Märchenbilder« (Kast 1987, S. 9)

Soll eine derartige Arbeit wirksam werden, so ist »das emotionale und existenzielle Angesprochensein von einem Mythos« (Riedel 1986, S. 10) oder einem Märchen unumgänglich. Die therapeutische Arbeit mit Märchen und Mythen ist daher auf eine möglichst lebhafte Imagination derselben angewiesen. Gleichzeig soll auf die emotionale Wirkung der Erzählungen explizit geachtet werden. Im Rahmen analytischer Therapien ist es selbstverständlich, auf die Veränderungen der Übertragungs-Gegenübertragungs-Konstellation durch das Einbringen eines Märchens oder durch den Bezug von Patient und Therapeut auf Märchen oder Mythos als ein ›Drittes‹ zu achten.

Zum weiteren Studium:

Kast, V. (1993) Märchen als Therapie. Düsseldorf: Walter Verlag

5.9 Therapie im höheren Lebensalter

C. G. Jung interessierte sich wenig für die Entwicklung des (Klein-) Kindes. Seine Individuationspsychologie (▶ Kap. 3.8) ist, wie deutlich wurde, eigentlich eine Psychologie der zweiten Lebenshälfte. Ab der Lebensmitte, so Jung, kämen die Individuationsaufgaben erst wirklich auf uns zu, denn »the first half of our life is spent mainly in finding out who we are, through seeing ourselves in interactions with others« (Singer 1994, S. 216). Erst wenn diese Aufgabe weitgehend ›erledigt‹ ist, wird Zeit und Energie frei für das notwendige Nach-Innen-Wenden. Die Lebensmitte, so Jung, sei eine wegen ihres enormen Übergangscharakters durchaus angstbesetzte und krisengeschüttelte »tiefliegende, merkwürdige Veränderung der Seele« (Jung 1930, GW8 § 778). Wenn die Ansicht, Individuation finde erst nach der Lebensmitte statt, auch nicht mehr den modernen Vorstellungen der meisten Jungianer entspricht, so blieb von dieser ›Spezialisierung‹ Jungs – im Gegensatz zu Freuds Skepsis bzgl. der Psychotherapie über 50-Jähriger – doch eine Affinität der Analytischen Psychologie für das Alter mit einigen bedeutsamen Beiträgen zur Psychotherapie älterer und alter Menschen (z. B. Riedel 2009).

Alterspsychotherapie wird zunehmend Gegenstand wissenschaftlicher Untersuchungen und Entwicklungen (Maerker 2002). Die soziale Sicht des Alters ist vorwiegend negativ, es wird bekämpft, verleugnet und gehasst. Schon 1934 stellt Jung fest, Altsein sei »äußerst unpopulär. Man scheint nicht zu berücksichtigen, dass Nicht-altern-Können genauso blödsinnig ist wie den Kinderschuhen Nicht-entwachsen-Können (…) und ein Alter, welcher auf das Geheimnis der Bäche, die von den Gipfeln in Täler rauschen, nicht zu lauschen versteht, ist sinnlos« (Jung 1934b, GW8 § 801). Anti-Aging ist als kollektive Abwehr einer ganzen und, folgt man Jung, sogar der bedeutendsten Lebensphase zu betrachten. Obwohl inzwischen klargeworden ist, dass psychopathologische Cluster im höheren Lebensalter oft völlig anders daherkommen als etwa im jungen Erwachsenenalter, gibt es in den großen Diagnosekatalogen keine Altersdifferenzierung, außer für die Kindheits- und Jugendphase. Auch das kann als Abwehrmanöver, nun einer ganzen Berufsgruppe, gegen die genaue Wahrnehmung der Prozesse des Alterns angesehen werden. Demgegenüber meint Jung, ganz im Sinne seiner Finalitätskonzeption, »der Mensch werde bestimmt keine siebzig oder achtzig Jahre alt, wenn diese Langlebigkeit dem Sinn seiner Spezies nicht entspräche. Deshalb muss auch sein Lebensnachmittag eigenen Sinn und Zweck besitzen und nicht nur ein klägliches Anhängsel des Vormittags sein « (Jung 1930, GW8 § 787). Es scheint so, als stelle sich die Sinnfrage im höheren Alter noch einmal und »überhaupt als erst jetzt richtig neu« (Kast 2016d, S. 152). Das Finden dieses Sinnes ist dann auch die Hauptaufgabe der jungianisch inspirierten Alterspsychotherapie und die Abwehr dieser Suche macht den alten Menschen krank: »Die sehr häufigen neurotischen Störungen des erwachsenen Alters haben alle das eine gemeinsam, dass sie nämlich die Psychologie der Jugendphase über die Schwelle des berühmten Schwabenalters hinüberretten wollen« (Jung 1930, GW8 § 776). Der Jung-Schüler James Hillman meint folgerichtig: »wir »müssen das Altwerden psychologisieren, um die Seele darin zu entdecken« (Hillman 2004). Dazu dienen die bereits beschriebenen Individuationsaufgaben, die sich mit höherem Alter immer drängender und dichter stellen (▶ Kap. 3.8). V. a. die Relativierung der Persona und die Auseinandersetzung mit dem Schatten, in seiner Definition als Summe ungelebter Lebensmöglichkeiten, erfasst die alternden Menschen oft völlig unvorbereitet (Vogel 1999). Die frühere Persona mit Berufsrolle, körperlicher Fitness und Attraktivität ist nicht mehr aufrecht zu erhalten, die Persona nimmt als Ganzes in ihrer Bedeutung ab. Sie verliert ihre Funktion als Vermittlerin zwischen dem seelischen Innenleben und dem Außen und Intrapsychisches drängt vermehrt zur Bewusstwerdung. Dies bedeutet regelmäßig eine Krise, jedoch die (Lebens-)Aufgabe des Aufbaus der Transzendenten Funktion wird dadurch erleichtert. Dies mag ein Grund sein, warum alten Menschen eine gewisse Weisheit zugesprochen wird. Ziel einer Therapie im hohen Lebensalter könnte im jungianischem Sinne sein, dass »es im Alter möglich ist, über viele innere Spannungen, die auf Streitigkeiten und Abwertungen während der früheren Lebensphasen beruhen, hinauszuwachsen. (…) Wenn man das ständig verändernde Leben auch wirklich annimmt, schafft man es allmählich, auch das Negative in sein Leben mit einzuladen an den gemeinsamen Lebenstisch, an dem sich zuletzt alle Anteile, alle Persönlichkeitsanteile, auch von einem Selbst, versammeln« (Riedel 2015, S. 91). Hier klingt der deutliche Unterschied zur Psychotherapie in früheren Altersstufen an. Alter wird, gerade wegen des Zurückweichens der Personabedeutung, als Chance zur »inneren Freiheit« (Riedel 2009). Die v. a. körperlichen Verfallserscheinungen werden dabei nicht geleugnet, Trauerarbeit ist nötig, aber auch der Versuch, auch Einschränkungen im Sinne der Individuation zu nutzen (Hillman 2004). Dabei ist Therapie im höheren Alter immer auch Therapie unter Einbeziehung des Todesthemas (Vogel 2012). Die zwangsläufigen Verluste im Älterwerden können als – wenn auch nicht ganz freiwillige – Loslassübungen eines *memento mori* betrachtet werden, so dass das Alter eine *ars moriendi* als Lebenskunst (Kast 2016d, S. 16) zu kultivieren vermag.

5.10 Der Therapeut im Blickwinkel der Analytischen Psychologie

Jung legte, v. a. in seinen Schriften über die Übertragung, großen Wert auf die Therapeutenpersönlichkeit und entwickelte daraus auch die Forderung nach einer sog. ›Lehranalyse‹ (Fordham 1974), heute meist Ausbildungsselbsterfahrung, im englischen ›training analysis‹ genannt. Jungianer rechneten schon immer damit,»dass wir Therapeuten werden, weil in uns selber etwas der Therapie bedarf, und dass wir dem Patienten geben, was wir selbst haben wollen« (Blomeyer 1980, S. 185). Und Jung selbst wies darauf hin, der Therapeut sei grundsätzlich »ebenso sehr ›in der Analyse‹ wie der Patient« und er sei »ebenso sehr den verwandelnden Einflüssen ausgesetzt wie jener« (Jung 1950b, GW 16 § 166). Die Einbeziehung der Therapeutenpersönlichkeit in Theorie und Praxis der Psychotherapie hat in der Analytischen Psychologie folglich national und international eine lange Tradition (vgl. z. B. Lambert 1974) und bringt sie in Einklang mit moderner Psychotherapieforschung. In Theorie und Praxis der Analytischen Psychologie steht nicht nur der Patient, sondern gleichermaßen auch der Therapeut im Zentrum der Aufmerksamkeit. Dies ist zunächst der einfachen Tatsache geschuldet, dass die Analytische Psychologie zunächst keine Klinische Theorie, sondern vielmehr ›Normalpsychologie‹ ist. Wie seine Patienten so ist auch der Therapeut auf den Individuationsweg gestellt, die Individuationsaufgaben gelten in seinen individuumsspezifischen Ausprägungen auch für ihn. Ähnlich wie die Existenziellen Psychotherapeuten betonen auch die Jungianer, dass es folgerichtig keinen qualitativen Unterschied zwischen den Themen der Patienten und den Lebensaufgaben auch der Therapeuten gibt. Bei jedem Thema arbeiten sie quasi an einem ›gemeinsamen Projekt‹ und wenn der therapeutische

5.10 Der Therapeut im Blickwinkel der Analytischen Psychologie

Prozess gut voranschreitet, bedeutet dies einen Individuationsfortschritt für beide. Die wohlwollende Kontaktaufnahme zu den eigenen Verwundungen, in der jungianischen Literatur oft veranschaulicht durch den klassisch-griechischen Mythos des Verwundeten Heilers (z. B. Frick 1996, Sedgwick 2017) weist darauf hin, dass durch Kenntnis der eigenen Verletzungen Empathie- und Heilerkompetenzen sich erst entwickeln können. Gleichzeitig ermöglicht die unbewusste Verbindung zwischen Patient und Therapeut ersterem, an den Selbstheilungskompetenzen seines Therapeuten teilzuhaben. Der Archetyp des Heilers hat den Arzt- wie auch den Patienten-Pol, und um dem Patienten die Entwicklung innerer Heilungsmöglichkeiten zu ermöglichen, ist es unerlässlich, dass der Therapeut die eigene Identifikation mit dem ›Gesundmacher‹ aufgibt und auch Kontakt zu seiner ›Patientenseite‹ behält. Ansonsten besteht die dringende Gefahr, diese permanent auf seine Patienten zu projizieren und diese somit in der Rolle des Behandlungsbedürftigen zu halten (▶ Kap. 3.2.2).

Auch die Schattenpsychologie ist auf den Therapeuten (und seine gesamte Berufsgruppe) anzuwenden, um sich nicht in positiven Selbststilisierungen mit wenig Kritik- und Korrekturbereitschaft zu ergehen (Vogel 2015b).

Hinzu kommt die bereits angesprochene Notwendigkeit zur eigenen Veränderungsbereitschaft innerhalb der therapeutischen Beziehung (▶ Kap. 5.3). Therapeuten, die sich fürchten, durch die Therapie auch ein Stück verändert zu werden, werden nicht wirklich nahe Beziehungen zu ihren Patienten zulassen. Der Erfolg einer therapeutischen Behandlung spiegelt sich immer auch in Veränderungen im Therapeuten, die manches Mal klein und subtil, manches Mal aber deutlich und bewusst ablaufen. Aus diesem Grunde forderte Jung schon früh die Eigenanalyse als sine qua non für eine (analytisch-)therapeutische Arbeit (▶ Kap. 12).

Der jungianische Londoner Analytiker Michael Fordham weist, ebenso in modern anmutender intersubjektiver Sicht, darauf hin,»dass jegliche Interpretation oder andere Antwort des Analytikers jedes Mal aus dem Unbewussten hervorgebracht werden muss, um wahre Gültigkeit zu besitzen« (Fordham 1980, S. 71) und unterscheidet in einer eher klinischen Sicht zwei maßgebliche Gegenübertragungskategorien:

Die sog. »Illusorische Gegenübertragung (Counter-Transference Illusion)« ergibt sich vorwiegend aus der eigenen Komplexkonstellation des Therapeuten, die nicht bewusst ist und im Kontext der therapeutischen Beziehung virulent wird. Dagegen meint die anzustrebende »Syntone (angemessene) Gegenübertragung (Syntonic Counter-Transference)« eine kognitiv-emotionale Ausrichtung auf das Innere des Patienten mittels Empathie, die ermöglicht, dass der Therapeut Zugang zu unbewussten Anteilen des Patienten erhält.

Für Jung war, wie schon angedeutet, bereits rasch nach dem Beginn seiner eigenen analytischen Arbeit deutlich, dass die Voraussetzungen für all diese therapeutenseitigen Erfordernisse nur durch eine eigene Therapie, eine Lehranalyse erreichbar sind. Freud wies hier ausdrücklich auf Jungs Verdienste hin:

»Ich rechne zu den vielen Verdiensten der Züricher analytischen Schule, daß sie die Bedingung verschärft und in der Forderung niedergelegt hat, es solle sich jeder, der Analysen an anderen ausführen will, vorher selbst einer Analyse bei einem Sachkundigen unterziehen. Wer es mit der Aufgabe ernst meint, sollte diesen Weg wählen, der mehr als einen Vorteil verspricht; das Opfer, sich ohne Krankheitszwang einer fremden Person eröffnet zu haben, wird reichlich gelohnt. Man wird nicht nur seine Absicht, das Verborgene der eigenen Person kennenzulernen, in weit kürzerer Zeit und mit geringerem affektiven Aufwand verwirklichen, sondern auch Eindrücke und Überzeugungen am eigenen Leibe gewinnen, die man durch das Studium von Büchern und Anhören von Vorträgen vergeblich anstrebt« (Freud 1912, S. 176f)

Die eingehende Reflexion der ›Institution‹ Lehranalyse in der Ausbildung zum Analytischen Therapeuten wird innerhalb der Analytischen Psychologie beständig Aufmerksamkeit gewidmet (z. B. Otscheret 2007). Die Lehranalyse im jungianischen Sinne strebt nicht psychische Gesundheit an. Sollte dies notwendig sein, so ist zunächst eine therapeutische Arbeit nötig. Die Lehranalyse hat die große Aufgabe der Förderung der Transzendenten Funktion des zukünftigen Therapeuten. Sie ist stark individuationsorientiert und trägt gleichzeitig, ähnlich eines klassischen Meister-Schüler-Verhältnisses, Züge einer ›Selbstanwendung‹ der therapeutischen Methoden.

6 Klinisches Fallbeispiel

6.1 Grundsätzliches zu Falldarstellungen

Auch wenn Jung selbst und seine direkten Nachfolger relativ wenig klinisches Fallmaterial veröffentlichten, gilt heute für die Analytische Psychologie: Falldarstellungen bzw. Kasuistiken stehen in guter psychoanalytischer Tradition zur Konkretisierung und Veranschaulichung theoretischer Konzepte einerseits und therapeutischer Techniken andererseits und wurden inzwischen immer wieder selbst zum Gegenstand wissenschaftlicher Untersuchungen (z. B. Datler 1995; Buchholz und Reiter 1996). Im Bewusstsein des irreführenden Charakters der Vorstellung, dass, »wenn wir nur die Details eines Falles sorgfältig zusammentragen, wir daraus das Mysterium eines Menschen zusammensetzen könnten« (Hillman 2016, S. 24), können Fallschilderungen als ›Qualitative Einzelfallforschung‹ doch wissenschaftlichen Kriterien genügen und sind für den Praktiker oft relevanter, weil leichter in den eigenen Arbeitsalltag umsetzbar als theoretische Abhandlungen oder inferenzstatistische Erhebungen. Gütekriterien für Fallschilderungen sind in erster Linie die Anschaulichkeit, Repräsentativität und die Nachvollziehbarkeit. Den erkenntnistheoretischen Grundlagen der Analytischen Psychologie, wie sie in den Kapiteln 2 und 8 und beschrieben werden, folgend kommt der Einzelfalldarstellung, bisweilen in Kombination mit anderen qualitativen Forschungsszenarien, als Grundlage ihrer genuinen Forschungsmethoden eine zentrale Rolle zu, auf die an diesem Ort allerdings nicht ausführlicher eingegangen werden kann. Vielmehr dient die nachfolgende Schilderung der psychotherapeutischen Behandlung einer Patientin mit Panikattacken (sie ist also an dieser Stelle als der »Fall« definiert) hier tatsächlich klarifizierenden und beispielgebenden Zwecken, um einen praxisnahen Einblick in die konkrete Arbeit mit den Jung'schen Grundkonzepten und Methoden zu gewähren. Für diese Zwecke irrelevante Informationen wurden aus platzökonomischen Gründen weggelassen, auch musste sich auf einige wenige therapeutische Stränge beschränkt werden, das gesamte therapeutische Geschehen abzubilden, würde den Rahmen eines Buches sprengen. Die Patientin ist vollständig anonymisiert, der Lebenslauf leicht verfremdet. Rückschlüsse auf reale Personen sind daher nicht möglich. Der besseren Lesbarkeit wegen wurde der Behandlungsverlauf in 30-Stunden-Einheiten aufgeteilt und jeweils der Schwerpunkt dieser Sequenz dargestellt. Im ›realen Leben‹ einer analytischen Psychotherapie gehen diese Themenbereiche natürlich inhaltlich und auch zeitlich ineinander über und sind nicht so linear aneinandergereiht, wie dies der vorliegende Fallbericht suggerieren könnte. In Anführungszeichen steht immer die direkte Rede der Patientin.

6.2 Frau A.: Kontaktaufnahme und Anamnese

Am Praxistelefon meldet sich in mit unsicher-leiser Stimme eine deutlich ältere Dame und bittet mich als »Kollegen« in distinguierter Hochsprache um einen Termin. Sie habe von einer jüngeren Kollegin, die schon einmal ein Seminar bei mir besuchte, von mir erfahren. Trotz vollem Praxiskalender schaffte sie es, vermittelt durch ein in mir ausgelöstes Gegenübertragungsgemisch von ›sich geehrt fühlen‹ und Neugier auf ihre Themen, mir ein Terminangebot zu entlocken. Es erschien einige Tage darauf eine etwa 1,55 Meter große, in bunte, wallende Kleidung gehüllte und etwas nach vorne gebückt stehende Dame, die ich zunächst auf Mitte bis Ende 70 schätzte. Sie begrüßte mich mit einem verlegenen Lächeln mit »Guten Tag, Herr Kollege«, wartete, bis ich ihr von der Haustüre in den Praxisraum voranging und setzte sich dann mit ängstlich-erwartungsvollem Blick auf die

6.2 Frau A.: Kontaktaufnahme und Anamnese

Kante des ihr angebotenen Sessels. Auf meine übliche, möglichst offen gehaltene Eingangsfrage »Was führt Sie zu mir?« berichtet sie in fast druckreifer Form von sich kontinuierlich in Zahl und Intensität verstärkenden Panikattacken. Als ehemalige internistische Oberärztin wisse sie, dass ihr Herz »altersentsprechend« gesund sei, sie also keine akute Sorge zu haben brauche. Trotzdem und »wider besseren Wissens« habe sie immer wieder, in letzter Zeit bis zu zweimal täglich das Gefühl und die feste Überzeugung, »unmittelbar vom Tod bedroht« zu sein. Das Ganze gehe nun seit mehr als zwei Jahren so, sie könne sich ihre Symptomatik auch nicht erklären, da sie weder Auslöser noch Ursachen finden könne. Als Oberärztin einer internistischen nephrologischen Krankenhausabteilung sei sie auch nicht irgendwie ängstlich oder unsicher gewesen, im Privatleben laufe alles »im gewohnten Rahmen«. In äußersten Notsituationen greife sie auf 1 mg Alprazolam (ein Medikament der Benzodiazepin-Gruppe) zurück, was ihr aber überhaupt nicht behage. »Regelrecht peinlich« sei ihr die Tatsache, dass sie in ihrer Panik schon zwei Mal ihren Mann veranlasste, den Notarzt zu rufen, sie sich aber, bis dieser auftauchte, schon wieder beruhigt hatte und der Notarzt »einigermaßen genervt« und ohne irgendeinen Befund stellen zu können wieder abzog.

Frau A. schildert ihre momentane Situation und ihre Symptomatik in einem ärgerlichen, gereizten Ton. Sich selbst gegenüber scheint sie ungeduldig und enttäuscht zu sein, dass sie ihre Probleme nicht aus eigener Kraft heraus bewältigen kann.

Meine zweite, möglichst einen Erzählraum öffnende Bemerkung, ich wolle sie gerne gut kennenlernen und sie solle mir doch daher über sich und ihr bisheriges und aktuelles Leben berichten, beantwortet Frau A. mit einem erleichterten Lächeln und einer Entspannung ihrer Sitzposition. Zunächst habe aber sie einige Fragen zur eventuellen psychotherapeutischen Behandlung. Frau A. erfragt dann Informationen zu den verschiedenen Möglichkeiten der Therapie, den unterschiedlichen Therapieansätzen und möchte Fachliteraturempfehlungen, um sich »einzulesen«. Erstaunlicherweise möchte sie nichts zu meiner Person oder meinen Qualifikationen wissen. Die nächsten drei Stunden verbringe ich dann im gespannten Hören der Lebensgeschichte von Frau A., allenfalls gelegentlich von mir unterbrochen durch kurze Verständnisfragen oder Fragen nach dem aktuellen Gefühl bei der Erzählung. Zu letzterem kann Frau A. kaum Auskunft geben, vielmehr entsteht der Eindruck, sie wisse gar nicht so recht, was ich meine.

6.3 Biographische Angaben

Überrascht erfuhr ich, dass Frau A. erst 1950 geboren wurde, beim Erstgespräch also erst 67 Jahre alt war. Sie kam als erstes Kind eines als von ihr durchwegs positiv beschriebenen Vaters, der in einem Dorf eine Allgemeinarztpraxis betrieb, und einer als depressiv und misslaunig beschriebenen Mutter, die im selben Dorf als Lehrerin arbeitete, zur Welt. Diese habe zwar nie viel in ihrem Beruf gearbeitet, für ihre Kinder habe sie aber auch nur wenig Zeit aufgebracht. Oft, v. a. über die Ferien, seien die vier Geschwister bei den Großeltern väterlicherseits gewesen, wo es ihnen sehr gut ergangen sei. Frau A. hat drei Brüder, 5, 7 und 10 Jahre jünger als sie. Sie berichtet ihre Beziehungen zu diesen sehr detailliert, allerdings nur mit dem jüngsten sehe sie sich regelmäßig. Insgesamt habe sie eine »sehr angenehme« Kindheit gehabt, der Vater habe sie den Brüdern gegenüber bevorzugt und die emotionale Ferne der Mutter stets ausgeglichen. Sie habe immer gute Leistungen in der Schule gebracht, naturwissenschaftliche Filme und Bücher hätten sie seit ihrer Jugend immer fasziniert und bis heute beschäftige sie sich mit den neuesten Entwicklungen der Astrophysik. Sie habe seit etwa ihrem 14. Lebensjahr beim Vater in der Praxis mitgeholfen, was ihren eigenen Berufswunsch sicher beflügelt habe und dazu beitrug, dass sie mit »relativ wenig Anstrengung« das Medizinstudium absolvierte. Beide Eltern seien bereits verstorben, beide Todesfälle seien plötzlich und unerwartet eingetreten und hätten bei ihr einige Monate lang zu »Melancholie und Weltschmerz« geführt, die dann aber »von alleine« wieder weggegangen seien. Ihre Arbeit als Oberärztin habe sie gerne gemacht, sie sei viel gelobt und bewundert worden, eigenartigerweise hätten sich jedoch aus dieser Tätigkeit keine stabilen Sozialkontakte oder gar Freundschaften entwickelt. Sie selbst sei seit 32 Jahren verheiratet, ihren 12 Jahre älteren Mann habe sie in der Klinik kennengelernt, er sei dort gerade zum stellvertretenden Verwaltungsdirektor aufgestiegen. Ihre Ehe beschreibt sie als anfänglich sehr glücklich, dann aber in Alltagsroutine übergehend. Auffallend offen berichtet sie darüber, von Beginn der Beziehung an Probleme mit der Lust auf Sexualität gehabt zu haben, obwohl ihr Mann »außergewöhnlich schön« gewesen sei. Sie möge dazu aber bemerken, dass sie selbst in jüngeren Jahren ebenfalls »von ansehnlicher Gestalt« gewesen sei. Sie habe zwei erwachsene Söhne im Alter von 30 und 35 Jahren. Zu beiden besteht ein eher distanziertes Verhältnis, beide seien mit ihren Partnerinnen weit von zu Hause weggezogen und erfolgreich in ihren akademischen Berufen tätig.

Die Patientin beendete mit 62 Jahren vorzeitig wegen einer »mittelgradig schmerzhaften« Rückenverkrümmung ihre Kliniktätigkeit. Sie verbringt ihre Zeit vorwiegend mit kulturellen Aktivitäten, zu denen ihr Mann sie altersbedingt zunehmend weniger begleiten kann. Auf Nachfrage meint sie, v. a. klassische Opern und davon die Tenorstimmen faszinierten sie sehr. Einen Freundinnenkreis hat Frau A. nicht, allerdings nimmt sie noch regelmäßig an einem Treffen der Klinikärzte teil, das sie auch maßgeblich gestalte, lese noch mit viel Interesse internistische Fachzeitschriften und überlege derzeit, noch den Zusatztitel ›Psychotherapie‹ zu erwerben, um dann noch einige Patienten ambulant psychotherapeutisch behandeln zu können. Ihr Vater habe das gegen Schluss seiner Berufslaufbahn auch so gemacht.

Am Ende ihrer Erzählung auf einen erinnerten Traum angesprochen, meint Frau A., sie könne sich grundsätzlich nicht an Träume erinnern, allenfalls einige Bruchstücke seien ihr am nächsten Morgen noch präsent. Als Kind und Jugendliche habe sie immer wieder von Western-Szenen geträumt, in denen Männer auf Pferden Rinderherden trieben, was sie darauf zurückführte, dass zu dieser Zeit Western gerade »en vogue« waren und sie mit ihrem Vater und den Brüdern zusammen sonntagnachmittags immer mal wieder einen Film anschauten, sie aber immer lieber mit dem Vater alleine gewesen sei.

6.4 Erste (jungianische) psychodynamische Hypothesen zu Beginn der Therapie

Generell ist die Kohärenz des Ich-Komplexes von Frau A. als gut zu bezeichnen, eine Gefahr der Inflationierung durch archetypische Inhalte ist nicht zu erkennen. Als maßgeblich sich konstellierender Komplex ist ein positiver Vaterkomplex mit einer zugehörigen mangelnden Ablösung von demselben auszumachen. Bzgl. der Urbeziehung sind durchaus Störungen in der Mutter-Kind-Dyade zu vermuten, die allerdings wohl durch wohlwollende Großeltern teilweise kompensiert werden konnten. Die Konstellation der Einstellungsfunktionen weist auf eine dominierende Denkfunktion mit einer inferioren Fühlfunktion hin. Die maßgeblich sich zeigende ›archetypische Situation‹ ist die des Übergangs ins höhere Lebensalter (Altwerden), Frau A. steht inmitten der zweiten Lebenshälfte mit all ihren Individuationsaufgaben. An feststellbaren Individuationshindernissen ist u. U. ein Festhalten an Personahaftem der ersten Lebenshälfte auszumachen. Die Ich-Selbst-Achse scheint nur wenig ausgeprägt zu sein. Bzgl. der aktuellen Finalitätsausrichtung ist v. a. in der Symptomatik die Richtung zu einem schützenden und haltgebenden Objekt hin (dargestellt im Notarzt) auszumachen.

6.5 Auszüge aus dem Behandlungsverlauf

Erste bis 30. Stunde

Nach Vereinbarung einer im Jargon der bundedeutschen Psychotherapierichtlinien sogenannten »modifizierten analytischen Psychotherapie« mit zwei Wochenstunden im Face-to-face-Setting verschwanden die Symptome der Patientin in ihrer Dramatik schlagartig, lediglich »leichte Ängstlichkeiten« konnte Frau A. noch berichten. Zu Beginn nahm sie zwei Mal die Möglichkeit einer krisenbedingten Zusatzstunde wahr, als sie merkte, dass die Ängste sich wieder steigern würden. Schon die Vereinbarung der Zusatzstunde hatte eine völlig beruhigende Wirkung. In der therapeutischen Beziehung dominierte zum einen ein fast unterwürfiges und den Therapeuten stark idealisierendes Bild. Gleichzeitig aber versuchte Frau A. mittels intellektueller Brillianz zu imponieren. Schnell hatte sie sämtliche bedeutsame Sekundärliteratur zur Analytischen Psychologie gelesen, ebenso alle Bücher des Therapeuten, und machte sich nun an die besonders schwierigen Schriften Jungs, die sie gerne in den analytischen Stunden diskutieren wollte. Über meine fachlichen Aktivitäten war sie per Internetrecherche immer gut informiert und kommentierte alles sehr anerkennend. Ein Zugang zu Emotionen während der therapeutischen Sitzung war trotz ständiger Bemühungen meinerseits kaum möglich. Allerdings stieg durch mein Interesse an Träumen langsam auch die Zahl der Traumerzählungen der Patientin. In der 15. Stunde berichtete sie folgenden Traum:

»Ich bin inmitten einer Gorilla-Gruppe. Es gibt einen Streit um eine Banane. Die anderen sind zwar stärker, aber weil ich ein Mensch bin, bin ich klüger und kann die Banane ergattern. Ich fliehe in den Wald, der mir Angst macht.«

Frau A. hatte zunächst große Schwierigkeiten, auch nur einigermaßen frei zu ihren Traummotiven zu assoziieren. Vielmehr versuchte sie durch abstraktes Wissen, in dem Fall referierte sie über die chromosomale Menschenähnlichkeit von Gorillas, sich auf kognitiver Ebene dem Traumbild anzunähern. Diese rationalisierende Denkfunktion zunächst nutzend, schickte ich Frau A. auf die Suche nach Filmen, Bildbänden und Geschichten über Gorillas. Solche »Hausaufgaben« nahm sie immer freudig an und brachte in der nächsten Stunde meist eine Fülle von Material vor. Die Auswahlkriterien des Materials aber waren leicht zu bestimmen und folgten ihrer vorherrschenden Komplexdynamik. Sie beschäftigte sich mit der Gruppenstruktur in Gorillahorden, mit der Rolle des Anführers und dem Schicksal ausgestoßener Gruppenmitglieder. Über letzteres sah sie einen Film, der erstmals eine starke affektive Reaktion auslöste, als das ausgestoßene Affenweibchen zu verhungern drohte. Sie war verwundert über diese Reaktion, es sei doch »nur ein Film« gewesen. Über diesen Affekt, über das Bild der Ausgestoßenen und emotional Vernachlässigten, über die Gestalt des männlich-väterlichen Graurückens, der die Sicherheit jedes einzelnen Gruppenmitglieds garantierte, fand Frau A. langsam einen Zugang zu ihrer Sehnsucht nach einer starken väterlichen Bezugsperson und ihrer Angst, die aufkam, wenn sie feststellte, dass solch eine Person nicht in ihrer Nähe war. Die Banane wurde als das grundlegend Nährende interpretiert, um das in ihrer Familie immer gestritten werden musste, weil es davon immer zu wenig gab. Die erste von ihr geschilderte Beziehungsepisode, mit den Geschwistern und dem Vater Western zu schauen und das Gefühl zu haben, »zu wenig Vater« zu bekommen, konnte als Komplexepisode verstanden werden und löste eine mehrere Wochen andauernde, z. T. tiefe Traurigkeit aus. Sie träumte z. B.:

»Ich stehe allein in einem großen Garten mit vielen, z. T. schön blühenden Pflanzen. Ich kann mich nicht an ihm erfreuen, da ich große Angst habe.«

Einsamkeit als persönliches Komplexthema einerseits und als Thema des existenziellen Menschseins andererseits konnte anerkannt werden. Gleichzeitig konnte Frau A. den Garten (subjektstufig) als Bild inneren Reichtums und Wachstumspotenzials erkennen, den es ganz unabhängig von jeglicher Einsamkeit in ihr aufzufinden und zu hegen gilt.

Auf der alltäglichen Ebene wurde sie zusehends unzufriedener mit ihrem Mann, der sie nicht zu trösten vermochte. Gleichzeitig überlegte sie, nicht nur Psychotherapeutin, sondern evtl. Psychoanalytikerin zu werden, da sie »das Unbewusste so faszinierend« fand.

31. bis 60. Stunde

Die folgende Behandlungsperiode stand unter der Überschrift der therapeutischen ›Beziehungsarbeit‹. War Frau A. bisher anhand von Traumbildern klargeworden, dass sie ständig einen Vatermangel verspürte, so wurde nun langsam deutlich, dass dieses Mangelerlebnis auch in der therapeutischen Situation auftauchte. Dies geschah zunächst anhand meiner Abwesenheiten, vor denen sie sich sehr fürchtete. Diese Furcht wurde von mir mit der Verlassenheit der Gorillafrau im Wald verglichen und Frau A. verstand langsam, dass sie in mir den schützenden Gruppenführer und evtl. in einem psychoanalytischen Ausbildungsinstitut die schützende Gorillahorde suchte. Diese Sicht führte zum einen rasch zur Entscheidung, nun doch keine Psychoanalyseausbildung zu beginnen, zum andern zu einer immer deutlicher werdenden negativen Übertragung. Sie äußerte Unzufriedenheiten mit meinem Therapiestil, kritisierte ausführlich einen meiner jüngsten Fachartikel. Ich selbst stellte in einer supervisorisch begleiteten Gegenübertragungsanalyse fest, dass ich tatsächlich eine gewisse Zeit in die Rolle des mächtigen Beschützers geraten war und ich mich darin durchaus wohlfühlte. Es handelte sich um eine Mischung aus einer Übertragungs-Gegenübertragungs-Verstrickung mit Frau A. (an der ich wie auch sie ihren Anteil hatten) und einer archetypischen Gegenübertragung. Erst die Berücksichtigung mancher für mich gut annehmbarer Kritikpunkte der Patientin und die Erinnerung an eigene Lebenszeiten, in denen ich nicht unbedingt ein guter Anführer (in jungianischer Terminologie durch den Anschluss an die ›schwache‹ Seite des Heilerarchetyps) gewesen war, ermöglichten mir, von dieser Funktion vorsichtig Abstand zu nehmen und zu einer ›syntonen Gegenübertragung‹ zu gelangen (▶ Kap. 5.10). Dies ermöglichte im Gegenzug Frau A. zunächst über die kraftvolle Seite des Aggressionsausdrucks mir gegenüber, selbst eine emotionale Verbindung zu ihrer eigenen starken und nunmehr nicht mehr nur persönlich-väterlichen, sondern auch archetypisch-animushaften Seite zu erlangen. Das Ergebnis dieser teilweise für beide Beteiligten kräftezehrenden Beziehungsarbeit war eine weitgehende Ent-Idealisierug meiner Person und, in meiner Gegenübertragung, die Einschätzung der Patientin als viel stärker und mutiger, als ich das vorher gedacht und gespürt hatte. Parallel dazu war eine deutliche ›Aufrichtung‹ im Selbstwerterleben der Patientin zu beobachten, was mit einer Aufrichtung ihrer Gestalt (sie ging deutlich weniger gebückt) einherging.

61. bis 90. Stunde

Durch das beständige Bearbeiten von Traumerzählungen und durch die Entwicklung eines szenischen Verständnisses dessen, was in der therapeutischen Beziehung vor sich ging, bildete sich bei Frau A. langsam eine symbolisierende Sicht auf sich und die Welt aus. Immer öfter konnte sie alltägliche Situationen als Hinweisgeber auf versteckte unbewusste Motive nutzen, hatte aber noch keine Idee, wie dadurch ihr grundlegendes Mangelgefühl bleibend – und nicht nur für die Dauer meiner Anwesenheit – gestillt werden könnte. In diesem Zusammenhang stießen wir immer öfter auf biographische Erzählungen, in denen Frau A. sich in ihrer Rolle als Oberärztin schilderte. Über die Assoziation zu dieser ärztlichen Rolle wurde ihr mehr und mehr bewusst, dass sie selbst einen Teil Väterliches in sich trägt und diesen sogar an andere zu vermitteln vermag. Sich selbst gegenüber schien sie bisher diese ›bevaternde‹ Funktion allerdings nicht einnehmen zu können. Ich schlug nun vor, von der beständigen Traumarbeit auf die Aktive Imagination überzugehen. Frau A. war sofort einverstanden, hatte sie doch den dringenden Wunsch, ›mehr‹ von mir zu bekommen. Allerdings war es für Frau A., ausgestattet mit einer übergroßen Denkfunktion, eine große Herausforderung, sich dem Fluss innerer Bilder zu überlassen und sie nicht sofort nach ihrem Auftauchen rational zu analysieren oder als ›nur von ihr gemacht‹ zu entwerten. Spontane Bilder als Einstieg in die Aktive Imagination wollten sich nicht einstellen, so dass wir zunächst Traumbilder als Ausgangspunkte für ein Weiter-Imaginieren in der Aktiven Imagination wählten. U. a. regte ich in einer die klassische Aktive Imagination durchaus modifizierenden Intervention an, in dem Garten, in dem sie sich doch so einsam gefühlt habe, herumzuwandern. Nachdem wir dies einige Male in der therapeutischen Sitzung übten – zu Anfang mit der Modifikation, dass Frau A. mir während der Imagination das innere Geschehen schilderte – konnte sie den Garten immer mehr auch eigenständig als Anfangsbild der Imagination nutzen. Sie bemerkte seine Größe und v. a. seine Lebendigkeit. Tatsächlich war sie nämlich überhaupt nicht alleine, sondern fand sich in Gesellschaft vieler Tiere und bald darauf auch wunderlicher Gestalten, wie etwa einem Gnom und einem Harlekin. Kaum deutend, sondern lediglich amplifizierend gelang es allmählich, dass Frau A. in bildhafter Weise ihren eigenen inneren Reichtum und ihre Vielfalt kennenlernte. Sie fand auch väterliche Elemente, wie etwa einen starken Wolf oder einen riesigen Baum, unter dessen Blattwerk sie sich bei stürmischen Wetter – denn auch das gab es bisweilen in ihrer inneren Bilderwelt – flüchten konnte und auch der Anführer der Gorilla-Gruppe schien irgendwo in diesem nun schier unendlich groß erscheinenden Garten zu hausen.

91. bis 120. Stunde

In der nun folgenden Zeit kam es zu einem fast parallelen Geschehen im Alltagsleben von Frau A. und in ihrer Imagination. Durch die ›Arbeit am Inneren‹ wurden bisher äußerst bedeutsame Aspekte ihres Lebens, etwa die regelmäßige Teilnahme an der internistischen Ärzterunde, in den Hintergrund gedrängt. Die alltäglichen Verpflichtungen verloren zwar nicht völlig ihre Bedeutung, sie stellte aber zunehmend fest, dass andere Dinge, wie etwa das – durchaus auch alleine zu genießende – durchstreifen von Wäldern oder Parks sie mindestens so erfüllen konnten wie ein Opernbesuch oder ein Ärztetreffen. Als sie in einem großen inneren Schritt die Abgabe der Organisation dieses Treffens bekanntgab, kam es zu einer streitbaren Auseinandersetzung mit einigen jüngeren Kolleginnen, die sich von ihr im Stich gelassen fühlten, da sie doch deren fachlich Expertise bräuchten und sie generell den Eindruck hatten, dass sie ›überhaupt nicht mehr die Alte‹, ja sogar ›ganz schön eigenbrötlerisch geworden‹ sei. Nach einem anfänglichen kurzen Gefühl der Verunsicherung (Frau A. konnte inzwischen ihre Gefühle weit besser wahrnehmen und auch benennen) spürte die Patientin eine enorme Wut in sich aufsteigen. Fast hatte sie den Eindruck, ihr ganzes Leben von irgendjemanden als Stütze und Führung missbraucht worden zu sein, ohne dass sie selbst jemals genügend Stütze und Anleitung erfuhr. Erstmals in ihrer Erinnerung erhob sie deutlich ihre Stimme und startete einen »bösen Rundumschlag«, indem sie die Anwesenden zu mehr Selbstverantwortung und Eigenständigkeit aufrief und ihnen auch ihre Schwächen aufzeigte. Sie war, wie sie selbst sagte, »aus der Rolle gefallen«, was zunächst Erschrecken und Scham, im Laufe der therapeutischen Bearbeitung der Szene aber auch Erleichterung und sogar Stolz auslöste. Frau A. wurde sich erstmals ihrer aggressiven Potenzen bewusst, die bisher nie offen zutage treten durften, die aber wohl in der Arbeit, aber auch ihrem Mann gegenüber in subtilen Entwertungen und sarkastischen Äußerungen sich Raum nahmen. Beschämt verstand sie nun, warum sie als Oberärztin trotz ihres Engagements und Wissens nie wirklich beliebt war.

121. bis 150. Stunde

Das Auffinden des persönlichen und archetypischen Väterlichen in sich selbst und der Kontakt zu schattenhaften Selbstanteilen waren für Frau A. enorm kräftigend und entängstigend. Mit dem Gefühl des ›Gorillamannes‹ als Teil ihrer selbst (ihres inneren Gartens) konnte sie sich nun auch der negativen Mütterlichkeit stellen und diese betrauern. V. a. aber wurde es nun auch möglich, sich ihrer ›Individuationssituation‹ bewusst zu werden und sich als alternde, den großen Teil des Lebens bereits hinter sich lassende Frau zu erkennen. Noch einmal tauchten die Themen der bisherigen Therapie, ihre Position als Tochter, ihre familiäre Situation und ihre Rolle als Klinikärztin auf und konnten nun in einer ›abschiedlichen‹ Weise betrachtet werden. Frau A. blickte aber in dieser letzten Phase der Behandlung vorwiegend nach vorne. Sie wollte »mit dem wahrscheinlich verbleibenden Lebensviertel« noch etwas anfangen, wollte sich noch mehr kennenlernen und Anteile in sich und ihrem Leben verwirklichen, die bisher brachlagen. Erstaunt stellte sie fest, dass sie, obwohl sie im Laufe ihrer Berufsjahre viele Menschen bis in den Tod begleitete, selbst – außer in den Kategorien medizinischer Parameter – keinerlei Vorstellung vom Tod hatte und sich auch nie mit ihren Patienten oder auch mit den kranken Eltern darüber unterhalten hatte. Dies und ihre eigene altersgeschuldete Todesnähe lösten noch einmal eine Phase der Angst aus und die Panikattacken, die sie in die Behandlung führten und nun schon über ein Jahr verschwunden waren, wurden nun auch als Abkömmlinge einer grundlegenden Todesangst verständlich, die zuvor über lange Zeit über die Tätigkeit als ›mächtige‹ Ärztin abgewehrt werden konnte. Das Thema bekam eine zusätzliche Dringlichkeit durch eine zwischenzeitlich erfolgte Tumordiagnose ihres Mannes, die neben der Auseinandersetzung mit der eigenen Sterblichkeit die antizipierte Trauer über den bevorstehenden Tod des Mannes und die eigene Ohnmacht, ihm als Ärztin nun eben nicht mehr helfen zu können, zum Thema machten. Gleichzeitig wurde der

Abschied aus der therapeutischen Beziehung anvisiert, was Gefühle von Trauer und Verlust (nun auch beim Therapeuten) einmal mehr aktivierte. Frau A. fand eine wichtige Inspirationsquelle und Bewältigungshilfe in dieser Zeit in ihrem Traum- und Imaginationsbild des inneren Gartens. Sie assoziierte nun den ›Garten Eden‹ und durch meine Amplifikationen von Jenseitslandschaften und Totenländern in vielen Weltkulturen bekam Frau A. die für sie sehr beruhigende und fast mystisch zu nennende Ahnung eines ›inneren Jenseits‹.

Wir beendeten die Therapie mit einer ›runden Zahl‹ (der hundertfünfzigsten Stunde), wohl wissend, dass keines der in der Therapie wirklich als relevant erkannten Themen tatsächlich ›abgearbeitet‹ war. Alle Bereiche, vom aktuellen Leben mit neuen Ausrichtungen und einem schwer kranken Ehemann bis hin zu den innersten Themen, verlangten weitere Aufmerksamkeit und Entwicklung. Trotzdem schien es uns, dass Frau A. dem nun gut gewachsen war. Die Möglichkeit, eine weitere therapeutische Phase bei Bedarf quasi ›nachzubuchen‹, entschärfte unseren Abschied und beruhigte Frau A., auch wenn sie meinte, sie glaube gar nicht, dass das nötig werde.

6.6 Abschließende Würdigung

Die hier in Ausschnitten dargestellte analytische Behandlung enthält viele der wesentlichen jungianischen Therapievariablen. Die Patientin mit einem typischen positiven Vaterkomplex, beruflich erfolgreich, aber nicht abgelöst (Kast 2005), konnte diesen erkennen, in der therapeutischen Beziehung bearbeiten und schließlich relativieren. Der archetypische Komplexkern, der Vaterarchetyp, konnte sich kompensatorisch konstellieren und trug zur Stärkung des Selbstwertempfindens und der Fähigkeit zu Selbstberuhigung bei. Die dominante Denkfunktion konnte zumindest ansatzweise durch eine Stärkung der komplementären Fühlfunktion sowie durch eine Ausbildung der intuitiven Seite ergänzt werden.

Neben der Ablösung von den Elternkomplexen waren im Therapieverlauf mehrere andere Individuationsthemen aufgeschienen und einer Synthese zugeführt worden. Dies gilt v. a. für die Relativierung der Persona (Ärztinnenberuf) und der Auseinandersetzung mit dem Schatten (Aggression den Kolleginnen gegenüber). Überhaupt konnte der Beruf als stark komplexhaft bestimmt und personahaft erkannt werden.

In der Endphase der Therapie konstellierte sich ein weiterer Archetyp, derjenige des Todes, zunächst im emotionalen Gewahrwerden des eigenen Lebensalters, dann auch durch die Erkrankung des Mannes. Frau A.s Therapie stützte sich zunächst auf die Arbeit in einer engen therapeutischen Beziehung (die im vorliegenden Bericht nur in Ansätzen dargestellt werden konnte), im Therapieverlauf nahmen die Traumarbeit und schließlich die Aktive Imagination einen immer größeren Stellenwert ein. Sie und die erworbene symbolische Einstellung sind vermutlich auch die Methoden, mit denen Frau A. ihre Individuation auch nach Beschluss der Behandlung weiter fördern kann.

Unbestritten hätte der Therapieverlauf auch mit anderen Vokabeln, etwa denen der Selbstpsychologie (z. B. Kohut 1976) eine gute Erklärung finden können, immer könnte man einige Passagen auch anders erklären oder zu anderen behandlungspraktischen Schlüssen kommen. Es ist aber hoffentlich deutlich geworden, dass die Jung'schen Konzepte zum einen einen guten Rahmen für einen hermeneutischen Zugang zum Problem von Frau A. bieten und zugleich die daraus abgeleiteten Behandlungsmethoden heilsame Wirkungen entfalten können.

7 Hauptanwendungsgebiete

7.1 Allgemeines

Die Anwendung der Konzepte der Analytischen Psychologie erfolgt im internationalen Überblick nicht ausschließlich, z. T. nicht einmal schwerpunktmäßig auf dem Gebiet der Klinischen Psychologie. Religions- und Kunstpsychologie, Sozialpsychologie, Sozial-, Kultur- und Geisteswissenschaften im Allgemeinen sind Disziplinen, die von der Anwendung etwa der Komplex- oder Archetypenpsychologie Nutzen ziehen.

Im Bereich der Psychotherapie findet die Analytische Psychologie sowohl auf dem Gebiet der tiefenpsychologisch fundierten Psychotherapie als auch auf dem Gebiet der Analytischen (Langzeit-)Psychotherapie Anwendung. In Erweiterung der Unterscheidungskriterien der bundesdeutschen Psychotherapierichtlinien kann der Unterschied zwischen diesen beiden Verfahrensanwendungen a) im Grad der Nutzung des Übertragungs-Gegenübertragungs-Geschehens und des Ausmaßes der Arbeit in einem gemeinsamen unbewussten Beziehungsraum und b) dem Ausmaß der Nutzung archetypischer Muster gesehen werden. Hier gerät dann der gesamte Individuationsprozess ins Zentrum der therapeutischen Bemühungen (Vogel 2017a). Die tiefenpsychologischen Anwendungen nutzen vorwiegend die jungianische Komplexpsychologie, wenn auch die anderen theoretischen Kernelemente eine beständige Hintergrundbeachtung erfahren. Durch die genuin gegebene Fokussierungsmöglichkeit auf einen dominierenden Komplex und die klar erkennbaren psychoedukativen Anteile ergibt sich in vielen Fällen eine Fokussierungsoption ähnlich der psychoanalytischen Fokaltherapie, so dass auch Kurzzeittherapien innerhalb des theoretischen Ansatzes der Analytischen Psychologie begründet und durchgeführt werden können. Durch den bereits dargestellten Methodenpluralismus der Analytischen Psychologie (▶ Kap. 5), der über das bewusstseinsnahe, fast kognitiv zu bezeichnende Gespräch über Imaginationstechniken bis hin zum Einsatz kreativer Medien reicht, eignet sich die Klinische Theorie der Analytischen Psychologie besonders auch zur Integration therapeutischer Ansätze auch anderer therapeutischer Schulrichtungen (Vogel 2016a). Gleichzeitig können die einzelnen Methoden unter bestimmten Umständen auch gewinnbringend in andere, vorwiegend psychodynamische Therapieansätze integriert werden. Unter Integration verstehen wir dabei »die Anwendung unterschiedlicher therapeutischer Methoden auf dem theoretischen Boden einer definierten therapeutischen Schulrichtung. Dabei ist es unumgänglich, vor der Integration eines Therapieelements einer therapeutischen Richtung dieses in die theoretische Sprache der Basistheorie zu übersetzen und ihre Wirksamkeit mit den Möglichkeiten der Basistheorie zu erklären« (Vogel, 2001, S. 35).

Bzgl. der Diagnosegruppen wird von Analytischen Psychologen keine diagnosespezifische Kontraindikationsliste geführt. Grundsätzlich ist v. a. die Analytische Langzeittherapie auf die Veränderung der Gesamtpersönlichkeit ausgerichtet und eignet sich innerhalb des Krankenkassensystems daher in erster Linie für Patienten mit sog. Persönlichkeitsstörungen. Einziges vorformulierbares Ausschlusskriterium ist – wie in der gesamten Psychotherapie – eine generelle und radikale Beziehungsunfähigkeit des Patienten (die dann auch die Unmöglichkeit jeglicher Beziehungsaufnahme mit dem Therapeuten impliziert) sowie eine mangelnde ›Passung‹ zwischen Therapeut und Patient.

Wie bereits beschrieben, ist die Analytische Psychologie durch ihr Konzept der Dissoziabilität der Psyche (▶ Kap. 3.7) und ihre Bildaffinität (▶ Kap. 3.11) besonders prädestiniert für das Verständnis und die Behandlung von Patienten mit sog. ›Frühstörungen‹, modern diagnostisch ausgedrückt mit schwereren sog. ›strukturellen‹ Beeinträchtigungen bzw. eine Borderline-Struktur. Auch der Themenkomplex um die in jüngerer Zeit wieder in den Fokus wissenschaftlicher Aufmerksamkeit geratenden spirituellen Krisen (z.B. Hofmann und Heise 2017) ist, v. a. wegen der elaborierten jungianischen Religionspsychologie und der Nähe zum Spirituellen überhaupt, ein zentrales Indikationskriterium. Die Indikation für eine jungianisch ausgerichtete Therapie erfolgt abgesehen davon vorwiegend anhand des Kriteriums der Passung zwischen der Patientenpersönlichkeit und der therapeutischen Grundausrichtung. Bekanntlich formulieren Orlinsky und Howard (1987) anhand der Ergebnisse der Psychotherapieforschung ihrem ›Generic Modell of Psychotherapy‹ auch noch die Passung zwischen Therapeut und Patient, zwischen Therapeut und Theorie und zwischen Therapeut und Störung des Patienten. Diese drei grundsätzlich ebenso hochrelevanten Passungsvariablen sollen an dieser Stelle jedoch unbeachtet bleiben. Bzgl. der Passung der Konzepte der Analytischen Psychologie ist deren Eignung für existenzielle Themen (Tod, Sinn, Freiheit etc.) bereits dargestellt worden. Auch wenn davon auszugehen ist, dass in wohl allen psychischen Störungsvarianten existenzielle Bereiche tangiert sind (Yalom 2000), gibt es doch therapeutische Anliegen, die diese in den Fokus stellen, etwa bei der therapeutischen Arbeit mit Sterbenden, Trauernden oder bei Menschen mit schweren Sinnkrisen. Da dies nicht selten die Hauptthemen des höheren Lebensalters sind und, wie dargestellt, die analytische Entwicklungspsychologie die zweite Lebenshälfte in den Fokus rückt, ist eine spezifische Indikation für das therapeutische Arbeiten mit Älteren und Alten gegeben. Auch ein rasches Erleben eines sog. ›Interaktionellen Störungsanteils‹ in der aktuellen therapeutischen Beziehung kann ebenso eine besondere Eignung des Verstehens- und Handlungskonzepts der Analytischen Psychologie bedeuten. Grundsätzlich ist ein wenigstens ansatzweises Interesse des Patienten an mehr als nur einer raschen Symptombeseitigung von Nutzen, etwa ein ›Verstehenwollen‹ seiner Selbst und der Symptomatik oder die Frage nach der zukünftigen Lebensausrichtung.

7.2 Störungsspezifische Ansätze

Gemäß den bundesdeutschen Psychotherapierichtlinien unterscheidet sich der Indikationskatalog der Analytischen Psychologie nicht von dem anderer psychodynamischer Verfahren, so dass keine Unterschiede in der Übernahme einer Kassenfinanzierung bestehen. Es dürfte jedoch inzwischen hinreichend deutlich geworden sein, dass die Analytische Psychologie den Schwerpunkt auf die Gesamtpersönlichkeit des Menschen legt, ja das übergeordnete Therapieziel als Annäherung an ein Ganzheitsziel aufzufassen ist. Eine Betrachtung eines Menschen unter dem Partialblick einer Diagnose bzw. Störungskategorie würde dieses Ziel von Anfang an konterkarieren und wurde von Jung immer wieder vehement kritisiert. Dies bedeutet allerdings nicht ein generelles Verbot eines analytischen Blicks auf psychische Phänomene wie Angst, depressive Stimmungslagen etc. Zu nennen ist hier in erster Linie der Berliner Jungianer Wolfgang Kleespieß (1944–2011). In seiner Monographie zur Depression betrachtet er dieses Symptomcluster unter libido-energetischer, archetypischer und auf das Selbst bezogener Perspektive (Kleespies 1998). Auch das Angstspektrum ist immer wieder jungianischer Betrachtung unterzogen worden (z. B. Kast 2016f). Kleespies (2003) bringt mit seiner Formulierung eines »Archetypus der Angst« in moderner Manier jungianische Sichtweisen und existenzielle Perspektiven zueinander.

Besondere Betrachtung erfuhren in der Analytischen Psychologie bereits seit Jungs Zeiten sog. ›strukturell beeinträchtigte‹ Patienten, die im psychoanalytischen Jargon auch als Frühstörungs-Patienten bekannt sind. Dies liegt, wie mehrfach dargestellt, wohl auch an der bereits in der Komplexpsychologie Jungs als »Dissoziabilität der Psyche« bezeichneten Theorie des Netzwerkcharakters der Psyche und der weitgehend autonomen Teilpsychen (Komplexe), die die intrapsychische Lage und das Erleben sog. Borderline-Patienten sehr gut abbilden (Huber 1998). Der amerikanische jungianische Analytiker Schwarzt-Salant legte bereits 1991 eine vielbeachtete Arbeit vor, in der er u. a. die Übertragungspsychologie Jungs in seiner Anlehnung an die Alchemie (▶ Kap. 5.3) als besonders fruchtbar für das Verständnis des therapeutischen Prozesses mit Borderline-Patienten aufzeigt.

8 Settings

8.1 Einzeltherapie mit Erwachsenen

Das Eins-zu-Eins-Setting ist wohl der häufigste Anwendungsbereich analytisch-psychologischen Arbeitens. Wie bei der klassischen Psychoanalyse, die zwischen Analytischer Psychotherapie und tendenzloser Psychoanalyse unterscheidet, so ergibt sich im jungianischen Kontext die Differenzierung zwischen der Anwendung der Analytischen Psychologie als Heilverfahren und der sog. »Individuationsanalyse, bei der der Schwerpunkt nicht auf der therapeutischen Arbeit liegt« (Schocks 2009, S. 95), sondern deren Ziel die Förderung der Entwicklung hin zum Selbst als Anliegen hat und die eher vergleichbar ist mit anderen Verfahren psychologischer und spiritueller Selbst-Erfahrung.

Einzeltherapeutisches Arbeiten erfolgt meist im Gegenübersitzen, in Ausnahmefällen verwenden jungianische Analytiker auch das klassische Freud'sche Couch-Setting.

8.2 Einzeltherapie mit Kindern und Jugendlichen

Jung selbst entwickelte keine spezifische Methode einer therapeutischen Arbeit mit Kindern und arbeitete wohl selbst auch nicht kindertherapeutisch. In der Konsequenz von Jungs Diktum vom »Verschmolzensein (des Kleinkindes, Anm. d. Verf.) mit der elterlichen Psychologie« (Jung 1937, GW17 § 65) galten lange Zeit in der Analytischen Psychologie die psychischen Probleme von Kindern in erster Line als Wiedergaben der Komplexe der Eltern, die deshalb einer Behandlung unterzogen werden sollten. V. a. Erich Neumann (1969) und Michael Fordham (1974b) sind als diejenigen zu nennen, die sich in Auseinandersetzung mit anderen, in erster Linie psychoanalytischen Sichtweisen um eine eigenständige, durchaus zueinander in Konkurrenz stehende jungianische Entwicklungspsychologie und darauf aufbauend therapeutische Arbeit mit Kindern verdient gemacht haben. V. a. Fordham als Kinderpsychiater leistete hier Aufbauarbeit und bemühte sich bereits in den Jahren nach dem Zweiten Weltkrieg in England um eine systematische Ausbildung in Kindertherapie (Fordham 1969). Er kritisierte Jungs Auffassung, dass Individuation die Sache der zweiten Lebenshälfte sei, und auch Jungs Sicht des Selbst als zentraler Archetyp passte nicht zu seinen Ansichten früher Kindheit (Fordham 1979).

In der weiteren Entwicklung der jungianischen Kindertherapie ist dann zunehmend die therapeutische Beziehung zwischen dem Therapeuten und dem Kind in den Vordergrund getreten, und z. B. mit Hinweisen, der Kindertherapeut projiziere »das innere Kind auf das äußere, das Therapie-Kind« (Blomeyer 1980), wurden wichtige Anstöße zur Weiterentwicklung der Kindertherapie und -analyse auch außerhalb der Jung'schen Community gegeben. Allgemein gilt, dass die Grundannahmen der Analytischen Psychologie, wie sie bereits beschrieben wurden (▶ Kap. 3), auch in die Kindertherapie umgesetzt werden. Das Primat hat auch hier die therapeutische Beziehung zwischen Kind bzw. Jugendlichem und dem Therapeuten. Hinzu kommt die hohe Kompetenz analytischer Kindertherapeuten in der Kenntnis und der Beachtung der Symbolik:

> »Das kindliche Spiel, die Zeichnungen und Sandbilder werden von Kinder- und Jugendlichentherapeuten mit Jung'schem Symbolverständnis angeschaut, und daraus ergeben sich entsprechende, natürlich kindorientierte Dialoge. Die Zentrierung auf die Wirkung des heilenden Symbols gibt der Kindertherapie nach Jung'schen Gesichtspunkten seine spezielle Atmosphäre und Prägung« (Schnocks 2009, S. 95).

In vorsichtig-zurückhaltender Art beteiligt sich der Therapeut am Spiel des Kindes (mit Spielfiguren, in Rollenspielen oder dem Kasperletheater etc.), Deutungen sind eher die Ausnahme. Die besondere Brauchbarkeit der jungianischen Konzepte z. B. der Gegensatzvereinigung und Komplementarität für die Behandlung identitätsschwacher, sog. ›strukturell gestörter‹ Jugendlicher wurde unlängst von Noske (2018) herausgearbeitet. Analytische Kinder- und Jugendlichentherapeuten arbeiten mit Träumen, dem Sandspiel, und auch die Aktive Imagination erfährt ihre Anwendung bei Kindern und Jugendlichen (Leibig 2014). Hinzu kommen in der Regel bei der Therapie mit Kindern und Jugendlichen relativ engmaschige Eltern- bzw. Familiengespräche, die bisweilen ebenfalls den Charakter regelrechter Familientherapien annehmen und höhere Bedeutung erlangen können, als die Einzelkontakte mit dem Kind oder Jugendlichen.

Heute hat die Kinder- und Jugendlichentherapie einen festen und hohen Stellenwert innerhalb der Analytischen Psychologie. Sie entwickelt sich aus genuin jungianischen Hypothesen und in engem Austausch mit modernen entwicklungspsychologischen Disziplinen und legt, etwa in ihrer Diagnostik, ebenso Wert auf empirisch abgesicherte Verfahren (z. B. Kreuter-Hafer, Schörry-Volk und Seitz 2016).

8.3 Gruppentherapie

Jung selbst stand Gruppenbildungen vorwiegend skeptisch gegenüber und sein zentraler Gedanke der Individuation wurde von ihm bisweilen sogar in expliziter Abgrenzung von und Aussonderung aus Gruppen(-kollektiven) egal welcher Art konzipiert. Folgerichtig entwickelte er selbst auch keine gruppentherapeutische Methode. Diese ablehnende Haltung übernahmen allerdings bereits in der ersten Generation von Jungs Nachfolgern nicht alle der bedeutsamen Autoren. Erich Neumann etwa konnte Parallelen der Bewusstseinsentwicklung des Einzelnen und einer gesamten Gruppe feststellen und anhand mythologischer Bilder aufzeigen. Der spätere Mitbegründer der amerikanischen Gruppenanalyse Trigant Burrow (1875–1950) war ehemaliger Lehranalysand von Jung (Schimkus und Stuck 2016, S. 10). Auch spätere Nachfolger Jungs teilten nicht dessen Befürchtung einer vorwiegend regressiven oder individuationsbehindernden Gruppenwirkung und erkannten rasch die therapeutische Qualität eines in Erscheinung tretenden Archetyps der Gruppe (Dorst 2015a). Dabei wird vorwiegend auf die Konstellation des Mutterarchetyps durch die Gruppe hingewiesen, Auseinandersetzungen mit Personaaspekten und Schattenthemen werden so möglich. Schon früh gingen jungianisch orientierte Gruppentherapeuten von Jungs in einem Brief geäußerten Feststellung aus, im eigentliche Sinne sei das Selbst »eine Vielheit (…), sozusagen eine Gruppe« (Jung 1989, S. 130f). 1928 beschreibt Jung das Selbst auch als »Ausdruck der Schicksalskombination, die man Individuation nennt, und nicht nur des einzelnen Menschen, sondern einer ganzen Gruppe, in der einer den anderen zum völligen Bilde ergänzt« (Jung 1928a, GW7 § 404). In der Folge entwickeln sich Ansätze, die eine »Individuation des gesamten Gruppenwesens« bzw. ein »Gruppenselbst« beschreiben (Braun 2016b) und somit Jung'sche Grundbegriffe für die analytische Gruppenpsychologie nutzbar machen und es scheint »der Erfolg des Einzelnen in einer therapeutischen Gruppe davon abzuhängen, inwieweit es ihm gelingt, sowohl Teil der Gruppenmatrix zu sein als sich auch für eine gewisse Zeit mit dem transpersonalen Gruppenselbst verbinden zu können« (Jung 1989, S. 82).

Auf dem Gebiet der Gruppentherapien hat sich wohl eine der radikalsten Entwicklungen weg von den Grundauffassungen Jungs ergeben. Wegen ihres Fokus' auf der Gegensatzbeziehung und wegen ihres Bemühens, symbolische und synthetische Prozesse in Gang zu setzen, wird von modernen Autoren heute die Analytische Psychologie sogar als besonders prädestiniert für Therapie und Praxis von Gruppentherapien angesehen (z. B. Ettin 1995). Der am Jung-Institut in San Francisco tätige Analytiker und Gruppentherapeut Justin B. Hecht (2011) legt einen Schwerpunkt seiner Betrachtung zusätzlich v. a. auf die Nützlichkeit des alchemistischen Übertragungs-Gegenübertragungs-Konzeptes für das gruppentherapeutische Verständnis. Insgesamt zählt er folgende bedeutsame Beiträge der Analytischen Psychologie zum Verständnis des Gruppengeschehens:

a) broader conception of libido
b) individuation
c) the ego-self axis
d) the problem of the opposites
e) an alchemical approach to transference
f) archetypes and the collective unconscious

Trotz dieser internationalen Entwicklung hin zur Gruppentherapie ist der zahlenmäßig wohl größte Anteil an Anwendungen analytischer Methoden in der Gruppe allerdings nicht die genuin therapeutische oder gar analytische Gruppe im engeren Sinn, sondern vielmehr die methodenspezifische jungianische Gruppenarbeit (Vogel 2016b). Hier müssen v. a. die sog ›Traumgruppen‹ (Georg 2016), die Aktive-Imaginations-Gruppen, die maltherapeutischen Gruppen und die Märchengruppen (Kast 1993) genannt werden.

Zum weiteren Studium:

Schimkus, M., Struck, U. (Hg.) (2016) Selbst, Ich und Wir. Theorie und Praxis der analytischen Gruppenpsychotherapie. Frankfurt a. M.: Brandes&Apsel

8.4 Paar- und Familientherapie

Die verschiedenen Anwendungsformen jungianischer Theorie zum Verständnis vor Paar- bzw. Liebesbeziehung wurden bereits aufgezeigt (▶ Kap. 3.9). Die jungianische Psychologie des gemeinsamen Unbewussten etwa bildet die ideale Grundlage für das Verständnis von Paar- und Familiendynamiken und dem von Jung so treffend formulierten Anliegen, »Mann und Frau einander plausibel zu machen«

(Jung 1921, GW6 § 937). Projektionen oder Delegationen von inferioren Persönlichkeitsanteilen oder von Schattenaspekten sind in dieser Sichtweise ebenso ursächlich für Paar- oder Familienkonflikte wie für individuelle pathologische Entwicklungen. Gleichzeitig können gerade Partnerschaften im Sinne einer Ko-Individuation (Dorst 2015a) wirksam werden, etwa wenn Ungelebtes und Unbewusstes aus dem anderen »herausgeliebt« (Kast 1990) werden kann. Die Arbeit an Beziehungsphantasien, die Arbeit mit den Träumen der Familienmitglieder und Partner und die Einbeziehung der Paar-Mythologie (Kast 2015a) sind spezifisch jungianische paarspezifische Therapiemethoden. Dabei kommt der jungianischen Vorstellung, nach der die Paardynamik auch als Folge projizierter eigener männlicher und weiblicher Seelenaspekte auf den Partner betrachtet werden könne (Tabatabai 2017), eine besondere Rolle zu.

Enge Beziehungen, das wurde bereits anhand der therapeutischen Beziehung dargestellt (▶ Kap. 5.4), führen zu gegenseitigen Veränderungsprozessen und im günstigsten Falle auch zur gegenseitigen Förderung der Individuation.

9 Therapeutischer Prozess und therapeutische Beziehung

Die theoretische Betrachtung des therapeutischen Verlaufs durch C. G. Jung kann in drei Bereiche unterteilt werden, die allerdings durchaus Überschneidungen aufweisen: Einmal wird der therapeutische Prozess analog der Individuationstheorie gefasst, die Individuationsaufgaben sind die – wiederkehrenden – Stationen des Behandlungsgeschehens. Als Zweites unternahm Jung eine einfache und pragmatische vorläufige Unterteilung des therapeutischen Prozesses in die Stufen Bekenntnis, Aufklärung, Erziehung bzw. Aufforderung zur Selbsterziehung und Verwandlung (Jung 150b, GW16 § 122ff). Jeder dieser Phasen gesteht er einen eigenständigen und für sich stehenden Wert zu, wobei seine Arbeiten sich in erster Linie auf die letzte, die Verwandlungsphase bezogen. Drittens schließlich bringt Jung das therapeutische Geschehen in Analogie mit dem alchemistischen Prozess (vgl. Edinger 1990) und verweist auf die Parallelität zwischen den therapeutischen Phasen und denen der Alchemie, der Abfolge *nigredo, albedo, citrinitas* und *rubedo* (Jung 1944, GW12), von der Schwärzung, die den psychischen Stillstand, die Leere und die Verzweiflung symbolisiert, hin zur Rötung, in der wieder Leben einströmt und durch die *conjunctio*, die Vereinigung der Gegensätze, die Ganzheit aufscheint. Im Zusammenhang mit der Alchemie beschreibt er an anderer Stelle deutlicher die therapeutische Beziehung (Jung 1946b, GW16) und das unbewusste (intersubjektive ▶ Kap. 5.3) Ineinanderfließen der beiden Beteiligten in alchemistischen Bildern. Das therapeutische Setting, also die festgelegte Zeit, der Ort, die Sitzposition, die Dauer der Sitzung und die (oft impliziten) Rituale zu Beginn und am Ende der Therapiestunde, die Verbindlichkeit und Vertraulichkeit etc. finden ihr alchemistisches Pendant im *vas hermeticum*, dem Gefäß, in das die Substanzen gegossen

9 Therapeutischer Prozess und therapeutische Beziehung

werden, in dem sie erhitzt werden und in dem, wenn das Gefäß dicht (hermetisch) ist, eine Vereinigung der Substanzen möglich wird. Die äußere Entsprechung des (intrapsychisch-intersubjektiven) *vas hermetis* ist der *temenos*, der Ort, an dem die Wandungsprozesse sich vollziehen und der im psychotherapeutischen Bereich im Praxisraum oder der Klinikabteilung zu finden ist. Auch er ist nicht beliebig und benötigt eine sorgfältige Beachtung (etwa bzgl. seiner Abgeschlossenheit, der Vermittlung von Sicherheit oder dem Raum als Ausdruck der Persönlichkeit des Therapeuten).

Die eingehende theoretische Reflexion des therapeutischen Prozesses und dessen grundlegende Bedeutung für die Konzeption einer erfolgreichen Psychotherapie unterscheidet wohl die analytisch ausgerichteten Therapieschulen von allen anderen therapeutischen Richtungen. Der therapeutische Prozess wird innerhalb der Analytischen Psychologie anhand von grundlegenden Parametern betrachtet, dem der Entwicklung der therapeutischen Beziehung, dem der Konstellation eines archetypischen Geschehens (Heilerarchetyp/Erlebnis des Widerfahrnisses, das nicht gemacht werden kann, und Kontaktaufnahme beider mit der eigenen Verwunderung) und, damit zusammenhängend, dem des Finalitätsprinzips und der Individuation. Dabei wird sowohl von kunstwissenschaftlicher als auch von analytischer Seite immer wieder auf Parallelen zwischen dem künstlerisch-kreativen Schaffensprozess und dem therapeutischen Prozess hingewiesen (Wolf 2018). Die dem Menschenbild der Analytischen Psychologie mit ihrer ressourcenorientierten Sicht auf das (kollektive) Unbewusste und das Selbst verpflichtete Beziehungstheorie wird zudem in jungianischen Kreisen immer wieder mit der Mäeutik, der sokratischen Gesprächstechnik der »Hebammenkunst«, verglichen. Da die kompensatorischen Elemente im Menschen bereits brachliegen und die dem Finalitätsprinzip unterworfene Individuation auf Ganz- und damit Heilwerdung hinzielt, geht es nicht darum, den Patienten zu verändern, sondern ihm zu helfen, die in ihm angelegten archetypischen und individuellen Potenziale zu verwirklichen. Die nichtlineare, zyklische Struktur des therapeutischen Prozesses wurde ebenfalls bereits genannt. Sie ist der prinzipiellen ›Unlösbarkeit‹ der (existenziellen bzw. archetypischen) Lebensaufgaben (Vogel 2015c) geschuldet, die nicht nacheinander abgearbeitet werden können und die einer Planbarkeit des therapeutischen Prozesses fundamental entgegenstehen. Jung strebt ein Überwachsen an, statt des Versuches, (die Probleme) zu überwältigen. Der Existenzielle Psychotherapeut Irvin Yalom meint dazu, ganz in jungianischem Sinne: »In Wirklichkeit fehlt der Psychotherapie diese stromlinienförmige Effizienz; sie muss stets eine zutiefst menschliche Erfahrung bleiben – eine inhumane, mechanistische Vorgehensweise muss stets ohne lebendiges Ergebnis bleiben. (...) Psychotherapie ist eine Zyklotherapie. Arzt und Patient gehen gemeinsam eine wacklige, langsam ansteigende Treppe hinauf« (Yalom 2001, S. 302).

Jung beschrieb mit seinem Begriff des »Dialektischen Verfahrens« eine therapeutische Beziehung, die auch mit einem philosophischen Terminus, dem des ›Dialogischen Prinzips‹, das v. a. von Martin Buber ausgearbeitet wurde und lange historische Vorläufer in der abendländischen Philosophie mindestens bis zu Sokrates aufweist, benannt werden kann. In Erweiterung der Buber'schen Verwendung des Terminus (Buber 1963) benutzt Jung ihn zur theoretischen Veranschaulichung einer auf Gegenseitigkeit aufgebauten zwischenmenschlichen Beziehungsform. Es geht um das Zwischenmenschliche, durchaus im Wortsinn gemeint als das, was sich zwischen zwei Beziehungspersonen ereignet als Ergebnis einer authentischen und beidseitig wahrhaftigen menschlichen Begegnung und Verbundenheit. Dies hat unmittelbare therapeutische Konsequenzen, soll doch, so Jung, der Therapeut »auf alles Besserwissen (...) verzichten (...), notwendigerweise ein dialektisches Verfahren einschlagen, welches nämlich in einer Vergleichung der wechselseitigen Befunde besteht (...), ohne durch (...) Voraussetzungen zu beengen« (Jung 1935, GW 16 § 2). Die Leerheit, Voraussetzungslosigkeit, Theoriefreiheit etc., die der Therapeut im Kontakt mit dem Patienten anstreben soll, umzusetzen, seine Bereitschaft, alles das aufzunehmen, was vom Patienten kommt, sich dem auch uneingeschränkt zur Verfügung zu stellen, sind anspruchsvolle und wohl immer nur annäherungsweise erreichbare Beziehungsaufgaben. Und dieser – erkenntnistheoretisch gesprochen – radikal phänomenologische Ansatz ist eine wirkliche Herausforderung für die heutigen, mit viel Faktenwissen ausgebildeten Psychotherapeuten. Zumindest in der unmittelbaren Begegnung muss der Therapeut eben auch in die Lage kommen, dieses Wissen temporär wieder aufzugeben, um die erforderliche große Offenheit zu erreichen.

Die Enge der therapeutischen Beziehung, die enorme Nähe und das temporäre ineinander »Hineindiffundieren« von Therapeut und Patient macht die Notwendigkeit eines stabilen therapeutischen Settings, in der alchemistischen Sprache: des Gefäßes, aus. Die verlässliche Dauer einer therapeutischen Stunde, das Sich-verlassen-Können auf die Präsenz des Anderen, das strikte Verbot außertherapeutischer Kontakte zwischen Patient und Therapeuten gehören hierzu.

10 Wissenschaftliche und klinische Evidenz

Jung legte in seinen Darstellungen der Analytischen Psychologie als Wissenschaft immer wieder Wert darauf festzustellen, dass die Erforschung der menschlichen Psyche immer innerhalb der menschlichen Psyche erfolge, dass es eben keinen Archimedischen Punkt außerhalb des Psychischen gebe (Jung 1945, GW8 § 429), von dem aus neutral beobachtet werden könnte so wie diese etwa naturwissenschaftlich-statistische Ansätze annehmen. Die Analytische Psychologie ruht zudem, wie alle anderen Psychologien, auf bestimmten Welt- und Menschenbildannahmen, die in ihren Kernbegriffen festgelegt sind (▶ Kap. 1). Diese Weltanschauungen führen zu einer bestimmten Erkenntnistheorie. Erst dieser Ebene nachgeordnet können dann wissenschaftliche Instrumente entwickelt werden, die einzelne Ableitungen der Weltanschauung genauer untersuchen. Weltanschauungen selbst lassen sich »nur bedingt einer argumentativen Kritik unterziehen« (Bordt 2015, S. 22). Sie sind vorausgesetzt und sollten von jeder psychologischen Wissenschaft klar benannt werden. Wie bereits mehrfach erwähnt, sieht sich die Analytische Psychologie in einer philosophisch-geisteswissenschaftlichen Tradition. Wissenschaftliche Forschungen müssen also auf diesem Boden konzipiert und beurteilt werden. Eine erkenntnistheoretische Einordnung ergibt folgende forschungspraktische relevante Grundlagen (Vogel 2012):

- die Skepsis gegenüber der Erkenntnis (Skeptizismus)
- das Individuelle vor der Verallgemeinerten
- die Skepsis gegenüber der Theorie (Phänomenologie)
- das Bemühen um das Verstehen (Hermeneutik)
- das Teleologisch-Prospektive vor dem Kausalen (Finalität)

- das Innen vor dem Außen (Innerlichkeit)
- das Bild vor der Sprache (Imaginology)

Aus dieser wissenschaftstheoretischen Positionierung der Analytischen Psychologie ergeben sich die ihr angemessenen Forschungsmethoden in Bezug auf die Grundlagenforschung wie in Bezug auf die Evidenzforschung. In Kapitel 5 wurde die zentrale Methode der Analytischen Psychologie, ausgehend von ihr als einer »Disziplin der Innerlichkeit« bereits als »Amplifikatorische (Tiefen-)Hermeneutik des Bildes« zusammengefasst. Aus ihr ergeben sich im Einzelnen die um die Archetypenlehre erweiterte Tiefenhermeneutik (Lorenzer 1985) sowie die Imaginative Hermeneutik bzw. Imaginology (z. B. Adams 2008) als konkrete Herangehensweisen. Andere qualitative Forschungsinstrumente können, meist mit gewissen Adaptionen, zumindest in Vorstudien zu Gegenständen der Analytischen Psychologie ebenfalls gewinnbringend eingesetzt werden, da die Qualitative (Sozial-)Forschung in zahlreichen erkenntnistheoretischen Grundannahmen mit denen der Analytischen Psychologie übereinstimmt.

Neben diesem genuin analytischen Forschungsansatz gibt es allerdings inzwischen eine große Anzahl im positivistischen Mainstream-Paradigma stehender Forschungsarbeiten auf dem Gebiet der Analytischen Psychologie, die hier genannt werden müssen (Roesler 2018). Eine Überblicksarbeit über den empirischen Forschungsstand der Analytischen Psychologie bescheinigt dieser – entgegen weit verbreiteter Vorurteile – eine »empirisch gut bestätigte Wirksamkeit« (Roesler 2014). Der Gleiche Autor hatte bereits 2010 eine in mühevoller Kleinarbeit zusammengestellte Sammlung der Forschungsaktivitäten auf dem Gebiet der Analytischen Psychologie vorgelegt. Diese Forschungsansätze sind zu einem großen Teil der Kategorie einer ›Legitimationsforschung‹ zuzuordnen und bewegen sich nicht innerhalb der oben skizzierten Forschungslogik. Um im heutigen Gesundheitswesen seinen Platz zu behaupten, sind solche Sammlungen für ein therapeutisches Verfahren aber von unschätzbarem Wert.

In jüngerer Zeit haben v. a. die Erkenntnisse mancher neurobiologischer Forscher Jung'sche Hypothesen bestätigt, v. a. auf dem Gebiet der ›inneren Bilder‹ (Imaginationen) (z. B. Hüther 2004), der Idee des

Kollektiven Unbewussten (z. B. Panksepp 2004) und der Traumpsychologie (z. B. Hartmann 1996). Unter der Prämisse der oben genannten erkenntnistheoretischen Einordnung der Analytischen Psychologie haben solche Erkenntnisse zwar einen heuristischen, nicht aber einen evidenten Wert.

Zum weiteren Studium:

Jones, R.A. (Hg.) (2013) Jung and the Question of Science. New York: Routledge

11 Institutionelle Verankerung

Die Analytische Psychologie ist auf nationaler und auf internationaler Ebene gut organisiert. Die institutionalisierte Ausbildung begann mit der Gründung des C. G. Jung Institutes in Zürich bereits im Jahr 1948. Seither haben sich über die ganze Welt hin jungianische Ausbildungsinstitute gegründet. In Deutschland gibt es in Stuttgart, Berlin und München jeweils ein C. G. Jung Institut, das zu einer vom Dachverband (DGAP, Deutsche Gesellschaft für Analytische Psychologie) anerkannten Ausbildung führt und mit der auch der Erwerb der psychoanalytischen und tiefenpsychologisch fundierten Fachkunde und damit die Möglichkeit einer Kassenzulassung verbunden ist (s. u.). Die Institute sind auch demokratisch organisierte aktive Mitgliedervereine und veranstalten Fort- und Weiterbildungen, öffentliche Vorträge und Symposien. Viele der Auszubildenden bleiben nach ihrem Abschluss als ›Institutsmitglied‹ im Verein und so gestaltet sich rund um die Institute ein reges fachlich-engagiertes Sozialleben. Die Deutsche Gesellschaft für Analytische Psychologie DGAP (www.cgjung.de), die Schweizerische Gesellschaft für Analytische Psychologie SGAP (www.sgap.ch) und die Österreichische Gesellschaft für Analytische Psychologie ÖGAP (www.cgjung.at) sehen sich als fachliche aber auch berufspolitische Plattformen der Weiterentwicklung der jungianischen Psychologie v. a., aber bei weitem nicht nur auf dem therapeutischen Sektor. Die Ländergesellschaften sind international zusammengefasst in der International Association for Analytical Psychology IAAP (www.iaap.org), die 1955, also noch zu Lebzeiten Jungs, von ihm nahestehenden Personen gegründet wurde, ihren Sitz in Zürich hat und mehr als 3.000 Mitglieder in derzeit 58 Ländergruppen und -gesellschaften versammelt. Die IAAP wacht mit den Ländergesellschaften über den Ausbildungsstandard in Analytischer Psychologie, organisiert wissenschaftliche Kongresse und Symposien weltweit und fördert den Aufbau jungianischer Gruppen etwa in Osteuropa, China oder Afrika. Auch auf dem wissenschaftlichen Sektor bestehen international vernetzte Institutionen wie etwa die integrativ und interdisziplinär aufgestellte International Association for Jungian Studies (IAJS, jungstudies.net) oder, näher am europäischen akademischen Standard, das Internationale Netzwerk für Forschung und Entwicklung in der Analytischen Psychologie – Dreiländergruppe (INFAP3, Deutschland, Schweiz und Österreich), in der u. a. ein Großteil der jungianisch ausgerichteten Professoren und Hochschullehrer versammelt sind und das die deutschsprachige jungianische Forschung fördert, z. T. koordiniert oder selbst durchführt sowie regelmäßig wissenschaftliche Symposien veranstaltet (www.infap3.eu). International gibt es eine Reihe wissenschaftlich ausgewiesener Publikationsorgane, allen voran das in London herausgegebene ›Journal Of Analytical Psychology‹. Das deutschsprachige Pendant ist die Peer-review-organisierte ›Analytische Psychologie – Zeitschrift für Psychotherapie und Psychoanalyse‹, die die theoretische und empirische Diskussion innerhalb des Faches abbildet und auch vorantreibt.

Eine Besonderheit des Fachgebiets ›Analytische Psychologie‹, v. a. im Vergleich mit vielen anderen psychotherapeutischen Schulrichtungen, ist wie erwähnt die weit über den klinischen Sektor hinausgehende Auffächerung von Theorie und Empirie hinein in angrenzende sozial-, geistes- und gesellschaftswissenschaftliche Bereiche sowie in die Philosophie und die Theologie. Dem trägt auf institutioneller Ebene das dichte Netzwerk an C. G. Jung-Gesellschaften Rechnung, die nicht die Ausbildung von Psychotherapeuten, sondern die Anwendung des jungianischen Wissens im gesamten genannten Wissenskontext vorabtreibt. Wie eine höhere Form von Volkshochschule versuchen diese größtenteils als gemeinnützige Vereine operierenden Gesellschaften mittels Vorträgen, Seminaren und Workshops breite Gesellschaftsschichten in den Essentials der Analytischen Psychologie und ihren Anwendungsgebieten zu informieren und zu schulen (www.cgjunggesellschaften.eu). Die Jung-Gesellschaften verfügen über ein eigenes Publikationsorgan, das in Stuttgart herausgegebene ›C. G. Jung Journal – Forum für Analytische Psychologie und Lebenskultur‹, das sich explizit auch an sog.

›Laien‹, also nicht nur an Fachpublikum mit voller analytischer Ausbildung wendet (www.jung-journal.de).

12 Infos zu Aus-, Fort- und Weiterbildung

Die Benutzung und Unterscheidung der Vokabeln Aus-, Fort- und Weiterbildung wird in den deutschsprachigen Ländern unterschiedlich gehandhabt und unterliegt unterschiedlichen Rechtsnormen. Auf den Beruf des ›Analytischen Psychologen‹ jedenfalls bereiten ausschließlich die im jeweiligen Land akkreditierten C. G. Jung Institute, die vom internationalen Dachverband (IAAP) anerkannt, wurden vor. Es sind dies in Deutschland die Institute in Berlin (www.jung-institut-berlin.de), Stuttgart (www.cgjung-stuttgart.de) und München (www.jung-institut-muenchen.de), in der Schweiz die beiden Institute in Zürich (www.junginstitut.ch, Sitz des ehrwürdigen »Mutter«-Instituts am Zürichsee, Küsnacht, sowie www.isapzurich.com, International School of Analytical Psychology Zürich) und in Österreich der Ausbildungsgang der ÖGAP in Wien (www.cgjung.at). Die Ausbildungen dauern etwa 5 Jahre, die Curricula werden bestimmt von den psychotherapierelevanten Gesetzen und den Vorgaben des Dachverbandes. Zentral ist aber, wie bei den genuin psychoanalytischen Ausbildungen auch, der Stellenwert der eigenen Lehrtherapie (Lehranalyse), der neben dem Theoriestudium und der therapeutischen Arbeit unter Supervision die dritte Ausbildungssäule darstellt. Die Ausbildung in Analytischer Psychologie folgt damit einer schon alten psychoanalytischen Tradition, die v. a. von C. G. Jung in die analytische Community eigebracht wurde. Gleichzeitig ist die Ausbildung in Analytischer Psychologie gänzlich ›up to date‹ mit den aktuellen Ergebnissen der Psychotherapieforschung, die zum einen in der therapeutischen Beziehung, zum andern in der Person des Therapeuten die zentralen Wirkfaktoren einer erfolgreichen Psychotherapie sieht (Wampold 2017).

12 Infos zu Aus-, Fort- und Weiterbildung

Die meisten analytischen Ausbildungsinstitute bieten auch Zusatzqualifikationen für approbierte, in anderen psychotherapeutischen Verfahren bereits ausgebildete Kollegen an. Diese können entweder streng curricular dann zu einer anerkannten Fachkunde oder, freier gehalten, lediglich zu einer individuellen Kompetenzsteigerung genutzt werden.

13 C. G. Jung in der Literatur und im Netz

C. G. Jung hat ein 20-bändiges Gesamtwerk mit drei Supplementbänden, mehrere Bände an Briefen, eine Autobiographie-ähnliche Selbstdarstellung, das riesige, von ihm hingebungsvoll bebilderte, aus der eigenen Imaginativen Arbeit hervorgegangene ›Rote Buch‹ und eine unüberschaubare Fülle an Seminar- und Gesprächsmitschriften hinterlassen. Gerade sein wissenschaftliches Werk erschließt sich dem Leser oft nur mit Mühe. Zu empfehlen ist der Zugang über gute Sekundärliteratur. Einige der Bücher wurden bereits erwähnt, genannt seien hier exemplarisch Murry Steins ›C. G. Jungs Landkarte der Seele‹ (2000) sowie Verena Kasts Kurzeinführung ›Die Tiefenpsychologie nach C. G. Jung‹ (Kast 2014c). Beide Bücher sind für Leser ohne spezifische Vorkenntnisse gedacht. Die gleiche Autorin hat unter dem Titel ›Kleines Lexikon der Analytischen Psychologie – Definitionen‹ eine kommentierte Ausgabe von Jungs Definitionen aus dem Jahr 1921 herausgebracht (Kast 2013). Das einzige aktuelle ›Wörterbuch der Analytischen Psychologie‹ (Müller und Müller 2003) fasst in den Worten aktueller Einzelautoren die bedeutsamsten Begriffe innerhalb der Analytischen Psychologie und deren Nachbardisziplinen in kurzgefasste Texte. Der Kohlhammer Verlag bringt aktuell eine kleine Reihe mit der Überschrift ›Analytische Psychologie C. G. Jungs in der Psychotherapie‹ heraus, in der jeweils in überschaubaren Bänden die zentralen Konzepte der Analytischen Psychologie praxisnah dargestellt werden. Will man sich über die spannende Biographie C. G. Jungs an sein Werk annähern – sicher keine schlechte Idee! –, so ist wohl Deirdre Bairs ›C. G. Jung: Eine Biographie‹ das umfassendste Werk, geschrieben von einer Journalistin, die nicht zum Kreis der ›Jungianer‹ gehört (Bair 2005).

13 C. G. Jung in der Literatur und im Netz

National und international sind inzwischen sämtliche Informationen über die institutionalisierte Analytische Psychologie im Internet abrufbar. Hinzu kommen private Websites unterschiedlicher Qualität, die Jung'sches Gedankengut, natürlich unter dem Blickwinkel des jeweiligen Autors, darstellen. Besonders hervorzuheben ist www.opus-magnum.de, ein Verlags-Portal, das neben einem Print-Programm kostenfreien Zugang zu einer großen Zahl klassischer und moderner Literatur auf dem Gebiet der Analytischen Psychologie als pdf-Download gewährt. www.symbolonline.de ist eine vorwiegend unter jungianischen Gesichtspunkten erstellte Symboldatenbank, die sich in laufender Bearbeitung befindet.

Literatur

Adam, K.-U. (1998) Von der Anamneseerhebung zur Psychodynamik und Diagnose. http://www.opus-magnum.de/adam-klaus-uwe.html (Zugriff am 26. 04.2018)

Adam, K.-U. (2000) Therapeutisches Arbeiten mit Träumen. Berlin: Springer

Adam, K.-U. (2011) Therapeutisches Arbeiten mit dem Ich. Denken, Fühlen, Empfinden, Intuieren – Die vier Orientierungsfunktionen. Stuttgart: Opus Magnum

Adams, M.V. (2008) The Jungian Study of the Imagination. In: Marlan, St. (Hg.) Archetypal Psychologies. Reflections in Honor of James Hillman. New Orleans: Spring Journal Books, S. 225–244

Adams, M.V. (2014) For Love of the Imagination. Interdisciplinary Applications of Jungian Psychoanalysis. London und New York: Routledge

Ammann, R., Kast, V., Riedel, I. (Hg.) Das Buch der Bilder. Schätze aus dem Archiv des C.G. Jung Instituts Zürich. Ostfildern: Patmos

Atmanspacher, H., Primas, H., Wertenschlag-Birkhäuser, E. (1995) Der Pauli-Jung-Dialog und seine Bedeutung für die moderne Wissenschaft. Berlin: Springer

Arbeitskreis OPD (2009) Operationalisierte Psychodynamische Diagnostik OPD 2. Manual für Diagnostik und Therapieplanung. Bern: Huber

Aristoteles (1978) Metaphysik. Hamburg: Felix Meiner Verlag

Arzt, Th. (Hg.) (2015) »Der Weg des Kommenden«. C.G. Jungs Rotes Buch und seine Ecclesia Spiritualis. In: Ders.: Das Rote Buch. C.G. Jungs Reise »zum anderen Pol der Welt«. Würzburg: Verlag Königshausen & Neumann

Bahrke, U., Nohr, K. (2012) Katathym Imaginative Psychotherapie. Ein Lehrbuch der Arbeit mit Imaginationen in psychodynamischen Psychotherapien. Berlin: Springer

Bair, D. (2005) C.G. Jung. Eine Biographie. München: Albrecht Knaus Verlag

Beebe, J. (2010) The Recognition of Psychological Type. In: Stein, M. (Hg.) Jungian Psychoanalysis. Working in the Spirit of C.G. Jung. Chicago: Open Court, S. 71–80

Bishop, P. (2009) Analytical Psychology and German Classical Aestetics. Bd. 1 und 2. London: Routledge

Bishop, P. (2014) Carl Jung. London: Reaction Books

Bléandonu, G. (2008) Wilfred Bion: Leben und Werk. Tübingen: edition diskord

Blomeyer, R. (1980) Übertragung und Gegenübertragung in der Kindertherapie unter Gesichtspunkten der Analytischen Psychologie. In: Dieckmann, H. (Hg.) Übertragung und Gegenübertragung. Hildesheim: Gerstenberg Verlag, S. 177–188

Bochman, M.A., Vogel, R.T. (2017) Zur Praxis der Aktiven Imagination aus dem Blickwinkel psychotherapeutischer Veränderungsprozesse. Analyt. Psychol. 188, S. 348–364

Bordt, M. (2015) Die Kunst, sich selbst zu verstehen. Den Weg ins eigene Leben finden. Ein philosophisches Plädoyer. München: Elisabeth Sandmann Verlag

Briendl, L. (2008) Bilder als Sprache der Seele. Sich selbst entdecken durch Malen und Gestalten. Düsseldorf: Patmos

Bruce-Mitford, M. (Hg.) (2008) Zeichen & Symbole. Ihre Geschichte und Bedeutung. München: Verlag Dorling Kindersley

Buber, M. (1963) Antwort. In: Schilpp, A. Friedmann, M. (Hg.) Martin Buber. Stuttgart: Kohlhammer, S. 589–639

Brumlik, M. (1993) C. G. Jung zur Einführung. Hamburg: Junius

Bovensiepen, G. (2004) Bindung-Dissoziation-Netzwerk. Überlegungen zur Komplextheorie auf dem Hintergrund der Säuglingsforschung und der Neurowissenschaften. Analyt. Psychol. 135(35), S. 31–54

Bovensiepen, G. (2018) Die Komplextheorie. Ihre Weiterentwicklungen und Anwendungen. Stuttgart: Kohlhammer

Braun, C. (2016a) Die therapeutische Beziehung. Konzept und Praxis in der Analytischen Psychologie C. G. Jungs. Stuttgart: Kohlhammer

Braun, C. (2016b) Gruppenselbst und Gruppenmatrix: vorbewusste Figurationen des ›analytischen Dritten‹ in der Gruppenanalyse. In: Schimkus, M., Struck, U. (Hg.) (2016) Selbst, Ich und Wir. Theorie und Praxis der analytischen Gruppenpsychotherapie, Frankfurt a. M.: Brandes&Apsel, S. 82–94

Buchholz, M.B. (1993) Metaphernanalyse. Gießen: Psychosozial

Buchholz, M.B., Reiter, L. (1996) Auf dem Weg zu einem empirischen Vergleich epistemischer Strukturen in der Psychotherapie. In: Bruns, G. (Hg.) Psychoanalyse im Kontext. Opladen: Westdeutscher Verlag, S. 75–100

Cambray, J. (2010) Emergence of the Self. In: Stein, M. (Hg.) Jungian Psychoanalysis. Working in the Spirit of C. G. Jung. Chicago: Open Court, S. 53–66

Campbell, J. (2011) Der Heros in tausend Gestalten. Berlin: Insel Verlag

Clair, J. (2018) Kurze Geschichte der modernen Kunst. Bern: Piet Meyer Verlag

Coleman, W. (2010) Dream Interpreatation and the Creation of Symbolic Meaning. In: Stein, M. (Hg.) Jungian Psychoanalysis. Working in the spirit of C. G. Jung. Chicago: Open Court, S. 94–108

Corbin, H. (1964) Mudus Imagianlis or the Imaginary and the Imaginal. Brüssel: Verlag Gorgonola

Daniel, R. (2013) Der Nacht den Schrecken nehmen. Ostfildern: Patmos Verlag

Daniel, R. (2018) Das Selbst. Grundlagen und Implikationen eines zentralen Konzepts der Analytischen Psychologie. Stuttgart: Kohlhammer
Datler, W. (1995) Musterbeispiel, exemplarische Problemlösung und Kasuistik. Einige Anmerkungen zur Bedeutung der Falldarstellung im Forschungsprozess. Zeitschr. f. Pädagogik. 41, S. 719–748
Dieckmann, H. (1979) Methoden der analytischen Psychologie. Eine Einführung. Olten: Walter Verlag
Dieckmann, H. (Hg.) (1980a) Übertragung und Gegenübertragung. Gerstenberg Verlag, Hildesheim
Dieckmann, H. (1981) Archetypische Symbolik in der modernen Kunst. Hildesheim: Gerstenberg Verlag
Dieckmann, H. (1991) Komplexe Diagnostik und Therapie in der Analytischen Psychologie. Berlin: Springer
Dorst, B. (Hg.) (2013) C. G. Jung – Schriften zur Spiritualität. Ostfildern: Patmos
Dorst, B. (2015a) Der Archetyp der Gruppe. Gruppen als Erfahrungsräume der Individuation und Ko-Individuation. Analyt. Psychol. 181(46), S. 336–361
Dorst, B. (2015b) Therapeutisches Arbeiten mit Symbolen. Wege in die innere Bilderwelt. Stuttgart: Kohlhammer
Dorst, B., Vogel, R.T. (Hg.) (2014) Aktive Imagination. Schöpferisch leben aus inneren Bildern. Stuttgart: Kohlhammer
Drewermann, E. (2003a) Schneewittchen. Grimms Märchen tiefenpsychologisch gedeutet. Düsseldorf: Walter Verlag
Drewermann, E. (2003b) Brüderchen und Schwesterchen. Grimms Märchen tiefenpsychologisch gedeutet. Düsseldorf: Walter Verlag
Edinger, E.F. (1990) Der Weg der Seele. Der psychotherapeutische Prozess im Spiegel der Alchemie. München: Kösel Verlag
Ettin, M.F. (1995) The spirit of Jungian group psychotherapy: From taboo to totem. Int. J. Group Psychother. 45, S. 449–470
Evers, T. (1987) Mythos und Emanzipation. Eine kritische Annäherung an Jung. Hamburg: Junius
Evers, T. (1988) C. G. Jung – Psychologie und Gnosis. In: Kolowski, P. (Hg.) Gnosis und Mystik in der Geschichte der Philosophie. Zürich: Artemis Verlag, S. 329–351
Ferrell, D.R. (2016) Schleiermacher, Jung and the rebirth of the God Image in Our Time. Quadrant XLVI(2), S. 35–56
Finke, J. (2013) Träumen, Märchen, Imaginationen: Personenzentrierte Psychotherapie und Beratung mit Bildern und Symbolen. München: Reinhardt Verlag
Fordham, M. (1969) Das Kind als Individuum. München: Reinhardt Verlag
Fordham, M. (1974) Notes no the transference. In: Fordham, M., Gordon, R., Fordham, M. (Hg.) Das Kind als Individuum. Kinderpsychotherapie aus der Sicht der Analytischen Psychologie C. G. Jungs. München: Reinhardt Verlag

Fordham, M. (1979) The self as an imaginative construct. J. Anal. Psychol. 24, S. 18–30

Fordham M. (1980) Bemerkungen zur Übertragung. In: Dieckmann, H. (Hg.) Übertragung und Gegenübertragung. Hildesheim: Gerstenberg Verlag, S. 45–85

Fromm, E. (1993) C. G. Jung: Prophet des Unbewussten. GW Bd. 8. München: dtv

Hubback, J., Lambert, K. (Hg.) (1974) Technique in Jungian Analysis. Vol. 2. London: William Heinemann Medical Books Ltd., S. 111–151

Frattaroli, E.J. (1997) Me and my anima: The Jungian/Freudian interface. In: Young-Eisendrath, P., Dawson, T. (Hg.) The Cambridge Companion to Jung. Cambridge: University Press, S. 164–184

Freund, H., Gross, W. (2016) Sinnfragen und Religiosität/Spiritualität in der Psychotherapeutenausbildung. Eine Umfrage an den Ausbildungsinstituten für Psychotherapeutinnen und Psychotherapeuten in Deutschland. Psychotherapeutenjournal 2/2016, S. 132–138

Freud, S. (1912) Ratschläge für den Arzt bei der psychoanalytischen Behandlung. Schriften zur Behandlungstechnik. GW Studienausgabe, Ergänzungsband. Frankfurt a. M.: Fischer

Frick, E. (1996) Durch Verwundung heilen. Zur Psychoanalyse des Heilerarchetyps. Göttingen: Vadenhoeck&Ruprecht

Frick, E. (2007) Kausalität und Synchronizität. Zur Polarität zweier metpsychologischer Prinzipien am Beispiel der Psychoonkologie. Anal. Psychol. 38, S. 26–40

Frick, E. (2009) Psychosomatische Anthropologie. Ein Lehr- und Arbeitsbuch für Unterricht und Studium. Stuttgart: Kohlhammer

Frick, E., Lautenschlager, B. (2006) Auf Unendliches bezogen. München: Kösel Verlag

Frick, E., Hamburger, H. (Hg.) (2014) Freuds Religionskritik und der »Spiritual Turn«: Ein Dialog zwischen Philosophie und Psychoanalyse. Stuttgart: Kohlhammer

Frey-John, L. (2011) Von Freud zu Jung. Eine vergleichende Studie zur Psychologie des Unbewussten. Einsiedeln: Daimon Verlag

Gehrig, G., Pfarr, U. (2017) Einleitung. In: Gehrig, G., Pfarr, U. (Hg.) Die Ästhetik affektiver Grenzerfahrungen. Psychoanalytische, kunst- und medienwissenschaftliche Zugänge. Gießen: Psychosozial, S. 7–20

Georg, H. (2016) Traumarbeit in Gruppen. In: Schimkus, M., Struck, U. (Hg.) Selbst, Ich und Wir. Theorie und Praxis der analytischen Gruppenpsychotherapie, Frankfurt a. M.: Brandes&Apsel, S. 218–229

Giegerich, W. (1980) Streit. Analyt. Psychol. 11, S. 18–37

Giegerich, W. (1994) Animus-Psychologie. Frankfurt a. M.: P. Lang

Giegerich, W. (2010) Liber novis, that is, the new Bible. A first Analysis of C. G. Jung's Red Book. Spring Journal of Archetypal Culture 83, S. 376–411

Giegerich, W. (2012) What ist soul? Dallas: Spring

Giegerich, W. (2017) Geist und Seele. C. G. Jung und die psychologische Differenz. Vortrag auf der Dreiländertagung der DGAB, Berlin 7/2017

Grom, B. (2009) Spiritualität – die Karriere eines Begriffs: Eine religionspsychologische Perspektive. In: Frick, E., Roser, T. (Hg.) Spiritualität und Medizin. Stuttgart: Kohlhammer, S. 12–17

Haack, T. (2017) Der Einfluss der Aktiven Imagination nach C. G. Jung auf das Selbstkonzept. Unveröffentlichte Masterarbeit an der Ludwig-Maximilians-Universität München

Haag, A. (2011) Versuch über die moderne Seele Chinas. Gießen: Psychosozial

Hannah, B. (1985) Begegnungen mit der Seele. Aktive Imagination – Der Weg zu Heilung und Ganzheit. München: Kösel

Hark, H. (2002) Kollektive Träume. Die gemeinsame Bilderwelt der Seelen. Düsseldorf: Walter Verlag

Hartmann, E. (1996) Outlines for a Theory on the Nature and Functioning of Dreaming. Dreaming 6(2), S. 147–170

Hauke, Ch. (2003) Jung and the Postmodern. The Interpretation of Realities. London: Routledge

Hecht, J.B. (2011) Becoming Who We Are In Groups. One Jungian Approach to Group Psychotherapy. Group 35(2), S. 151–165

Heidegger, M. (2006) Sein und Zeit. Tübingen: Verlag Max Niemeyer

Heidegger, M. (1967) Sein und Zeit. Tübingen: Verlag Max Niemeyer

Heisig, D. (1999) Wandlungsprozesse durch die therapeutische Beziehung. Die Konstellation und Neuorganisation von Komplexmustern. Gießen: Psychosozial Verlag

Hesse, H. (2006) Die Märchen. Frankfurt a. M.: Suhrkamp

Hesse, H. (2016a) »Die dunkle und wilde Seite der Seele«. Briefwechsel mit seinem Psychoanalytiker Josef Bernhard Lang 1916–1944. Frankfurt a. M.: Suhrkamp

Henzler, Ch. (2014) Aktive Imagination und Malen. In: Dorst, B., Vogel, R.T. (Hg.) Aktive Imagination. Schöpferisch leben aus inneren Bildern. Stuttgart: Kohlhammer, S. 103–124

Hillman, J. (1976) Archetypal Psychology and Jungian Thought. New Orleans: Spring Journal Books

Hillman, J. (1977) A Inquiry into Image. Dallas: Spring Publ.

Hillman, J. (1979) Am Anfang war das Bild. Unsere Träume – Brücke der Seele zu den Mythen. München: Kösel

Hillman, J. (1983) Archetypal Psychology. A Brief Account. Dallas: Spring

Hillman, J. (1986) Die Heilung erfinden. Eine psychotherapeutische Poetik. Zürich: Schweizer Spiegel Verlag

Hillman, J. (1993) Die Heilung des Schattens. In: Zweig, C., Abrams, J. (Hg.) Die Schattenseite der Seele. Bern: Scherz Verlag, S. 220–222

Hillman, J. (2004) Vom Sinn des langen Lebens. Wir werden was wir sind. München: dtv

Hillman, J. (2016) Suche nach Innen. Einsiedeln: Daimon Verlag

Hofmann, L., Heise, P. (2017) Spiritualität und spirituelle Krisen. Handbuch zu Theorie, Forschung und Praxis. Stuttgart: Schattauer

Hubback, J. (1974) The symbolic attitude in psychotherapy. In: Fordham, M., Gordon, R., Hubback, J., Lambert, K. (Hg.) Technique in Jungian Analysis. Vol. 2. London: William Heinemann Medical Books Ltd., S. 3–17

Huber, R. (1998) Borderline-Struktur und die Dissoziabilität der Psyche. Anal. Psychol. 29, S. 129–185

Hubert, H., Mauss, M. (1909) Melanges d'histoire des religions. Paris: Travaux de l'annee sociolique

Hüther, G. (2004) Die Macht der inneren Bilder. Wie Visionen das Gehirn, den Menschen und die Welt verändern. Göttingen: Vandenhoeck&Ruprecht

Jacobi, J. (1985) Vom Bilderreich der Seele. Wege und Umwege zu sich selbst. Olten: Walter Verlag

Jacobi, J. (2006) Die Psychologie von C. G. Jung. Eine Einführung in das Gesamtwerk. Frankfurt: Fischer

Jaffé, A. (1968). Aus Leben und Werkstatt von C. G. Jung. Zürich: Rascher.

Jaffé, A. (2009) Der Mythos vom Sinn in Werk von C. G. Jung. Einsiedeln: Daimon

Johnson, R.A. (1986) Bilder der Seele. Traumarbeit und Aktive Imagination. München: Verlag Irisiana

Johnson, R.A. (2013) Das Gold im Schatten. Impulse für die seelische Ganzwerdung. Wuppertal: Peter Hammer Verlag

Jung, C. G., Riklin, F. (1904) Experimentelle Untersuchungen über Assoziationen Gesunder. Diagnostische Assoziationsstudien I/I, GW Studienausgabe Bd. 2. Düsseldorf: Walter Verlag

Jung, C. G. (1912a) Symbole der Wandlung. GW Studienausgabe Bd. 5. Düsseldorf: Walter Verlag

Jung, C. G. (1912b) Versuch einer Darstellung der psychoanalytischen Theorie. GW Studienausgabe Bd. 4. Düsseldorf: Walter Verlag

Jung, C. G. (1916a) Die Transzendente Funktion. GW Studienausgabe Bd. 8. Düsseldorf: Walter Verlag

Jung, C. G. (1916b) Allgemeine Gesichtspunkte zur Psychologie des Traumes. GW Studienausgabe Bd. 8. Düsseldorf: Walter Verlag

Jung, C. G. (1916c) Über das Unbewusste uns seine Inhalte. GW Studienausgabe Bd. 7. Düsseldorf: Walter Verlag

Jung, C. G. (1916d) Über die Psychologie des Unbewussten. GW Studienausgabe Bd. 7. Düsseldorf: Walter Verlag

Jung, C. G. (1924) Analytische Psychologie und Erziehung. GW Studienausgabe Bd. 17. Düsseldorf: Walter Verlag

Jung, C. G. (1921) Psychologische Typen. GW Studienausgabe Bd. 6. Düsseldorf: Walter Verlag

Jung, C. G. (1925) Psychotherapie und Weltanschauung. GW Studienausgabe Bd. 16. Düsseldorf: Walter Verlag

Jung, G.G. (1928a) Ziele der Psychotherapie. GW Studienausgabe Bd. 16. Düsseldorf: Walter Verlag
Jung, C. G. (1928b) Die Beziehungen zwischen dem Ich und dem Unbewussten. GW Studienausgabe Bd. 17. Düsseldorf: Walter Verlag
Jung, C. G. (1928c) Allgemeine Gesichtspunkte zur Psychologie des Traumes. GW Studienausgabe Bd. 8. Düsseldorf: Walter Verlag
Jung CG (1929a) Kommentar zum Geheimnis der Goldenen Blüte. GW Studienausgabe Bd. 13. Düsseldorf: Walter Verlag
Jung. C. G. (1929b) Analytische Psychologie und Erziehung. BW Studienausgabe Bd. 17. Düsseldorf: Walter Verlag
Jung, C. G. (1930) Einführung zu W.M. Kranefeldt ›Die Psychoanalyse‹. GW Studienausgabe Bd. 4. Düsseldorf: Walter Verlag
Jung, C. G. (1931) Die Lebenswende. GW Studienausgabe Bd. 8. Düsseldorf: Walter Verlag
Jung, C. G. (1932) Über die Beziehung der Psychotherapie zur Seelsorge. GW Studienausgabe Bd. 11. Düsseldorf: Walter Verlag
Jung, C. G. (1934a) Zur Empirie des Individuationsprozesses. GW Studienausgabe Bd. 9/1. Düsseldorf: Walter Verlag
Jung, C. G. (1934b) Seele und Tod. GW Studienausgabe Bd. 8. Düsseldorf: Walter Verlag
Jung, C. G. (1935) Grundsätzliches zur praktischen Psychotherapie. GW Studienausgabe Bd. 16. Düsseldorf: Walter Verlag
Jung, C. G. (1936) Der Begriff des kollektiven Unbewussten. GW Studienausgabe Bd. 9/1. Düsseldorf: Walter Verlag
Jung, C. G. (1939a) Psychologie und Religion. GW Studienausgabe Bd. 11. Düsseldorf: Walter Verlag
Jung, C. G. (1939b) Über Wiedergeburt. GW Studienausgabe Bd. 9/1. Düsseldorf: Walter Verlag
Jung, C. G. (1943) Psychotherapie und Weltanschauung. GW Studienausgabe Bd. 16. Düsseldorf: Walter Verlag
Jung, C. G. (1944) Psychologie und Alchemie. GW Studienausgabe Bd. 12. Düsseldorf: Walter Verlag
Jung, C. G. (1945a) Vom Wesen der Träume. GW Studienausgabe Bd. 8. Düsseldorf: Walter Verlag
Jung, C. G. (1945b) Zur Phänomenologie des Geistes im Märchen. GW Studienausgabe Bd. 9/1. Düsseldorf: Walter Verlag
Jung, C. G. (1945b) Nach der Katastrophe. GW Studienausgabe Bd. 10. Düsseldorf: Walter Verlag
Jung, C. G. (1945c) Medizin und Psychologie. GW Studienausgabe Bd. 16. Düsseldorf: Walter Verlag
Jung, C. G. (1946a) Theoretische Überlegungen zum Wesen des Psychischen. GW Studienausgabe Bd. 8. Düsseldorf: Walter Verlag
Jung, C. G. (1946b) Die Psychologie der Übertragung. GW Studienausgabe Bd. 16. Düsseldorf: Walter Verlag

Jung, C. G. (1948) Über die Energetik der Seele. GW Studienausgabe Bd. 8. Düsseldorf: Walter Verlag

Jung, C. G. (1949a) Mysterium Conjunctionis. GW Studienausgabe Bd. 14. Düsseldorf: Walter Verlag

Jung, C. G. (1949b) Geleitwort zu Neumann. GW Studienausgabe Bd. 18/2. Düsseldorf: Walter Verlag

Jung, C. G. (1950a) Aion. GW Studienausgabe Bd. 9/2. Düsseldorf: Walter Verlag

Jung, C. G. (1950b) Die Probleme der modernen Psychotherapie. GW Studienausgabe Bd. 16. Düsseldorf: Walter Verlag

Jung, C. G. (1951) Psychologie und Alchemie. GW Studienausgabe Bd. 12. Düsseldorf: Walter Verlag

Jung, C. G. (1952a) Religion und Psychologie. Eine Antwort auf Martin Buber. GW Studienausgabe Bd. 18/2. Düsseldorf: Walter Verlag

Jung, C. G. (1952b) Synchronizität als ein Prinzip akausaler Zusammenhänge. GW Studienausgabe Bd. 8. Düsseldorf: Walter Verlag

Jung, C. G. (1954) Theoretische Überlegungen zum Wesen des Psychischen. GW Studienausgabe Bd. 8. Düsseldorf: Walter Verlag

Jung, C. G. (1954) Psychologie und Alchemie. GW Studienausgabe Bd. 12. Düsseldorf: Walter Verlag

Jung, C. G. (1957a) Praxis der Psychotherapie. GW Studienausgabe Bd. 16. Düsseldorf: Walter Verlag

Jung, C. G. (1961) Symbole und Traumdeutung. GW Studienausgabe Bd. 18/1. Düsseldorf, Walter Verlag

Jung, C. G. (1986) C. G. Jung im Gespräch. Interviews, Reden, Begegnungen. Zürich: Daimon Verlag

Jung, C. G. (1995) Der Mensch und seine Symbole. Olten: Patmos Verlag

Jung, C. G. (2009) Das Rote Buch. Ostfildern: Patmos Verlag

Jung, C. G., Jaffé A. (2009) Erinnerungen, Träume, Gedanken. Düsseldorf: Patmos Verlag

Jung, C. G. (1972) Briefe Bd. I-III. Olten: Walter Verlag

Junghan, M. (2002) Die Anwendung der Strukturachse der OPD in der Analytischen Psychologie. In: Rudolf, G., Grande, T., Henningsen, P. (Hg.) Die Struktur der Persönlichkeit. Theoretische Grundlagen zur psychodynamischen Therapie struktureller Störungen. Stuttgart: Schattauer, S. 90–115

Johnsons, R.A. (2009) Inner Work. Using Dreams and Active Imagination für Personal Growth. San Francisco: HarperOne

Kalff, D.M. (2017) Sandspiel: Seine therapeutische Wirkung auf die Psyche. München: Ernst Reinhardt Verlag

Kant, E. (2015) Die drei Kritiken. Köln: Anaconda Verlag

Kast, V. (1987) Mann und Frau im Märchen. Eine psycholgische Deutung. München: dtv

Kast, V. (1990) Paare. Beziehungsphantasien oder Wie Götter sich in Menschen spiegeln. Stuttgart: Kreuz Verlag

Kast, V. (1993) Märchen als Therapie. Düsseldorf: Walter Verlag
Kast, V. (1999) Das Assoziationsexperiment in der therapeutischen Praxis. Fellhuber-Oeffingen: Bonz Verlag
Kast, V. (2001) Aufbrechen und Vertrauen finden. Die kreative Kraft der Hoffnung. Stuttgart: Herder Verlag
Kast, V. (2004) Sisyphos. Vom Festhalten und Loslassen. Stuttgart: Kreuz Verlag
Kast, V. (2005) Väter-Töchter, Mütter-Söhne. Wege zur eigenen Identität aus Vater- und Mutterkomplexem. Stuttgart: Kreuz Verlag
Kast, V. (2006) Träume. Die geheimnisvolle Sprache des Unbewussten. Düsseldorf: Walter Verlag
Kast, V. (2007) Zur Bedeutung der Freudenbiographie im Alter. Psychotherapie im Alter 4(2), S. 89–102
Kast, V. (2008a) Spirituelle Aspekte in der Jung'schen Psychotherapie. Psychotherapie Forum 16/2, S. 66–73
Kast, V. (2008b) Freude, Inspiration, Hoffnung. Düsseldorf: Patmos Verlag
Kast, V. (2011) Wie arbeite ich wirklich mit einem Traum? Psychotherapeut 56/2, S. 195–109
Kast, V. (Hg.) (2013) Kleines Lexikon der Analytischen Psychologie – Definitionen. Ostfildern: Patmos
Kast, V. (2014a) Komplexe und Imagination. Zeitschr. f. Anal. Psychol. 178 (45), S. 406–421
Kast, V. (2014b) Lebenskunst bei Carl Gustav Jung. In: Gödde, G., Zirfas, J. (Hg.) Lebenskunst im 20. Jahrhundert. Paderborn: Wilhelm Fink, S. 291–302
Kast, V. (2014c) Die Tiefenpsychologie nach C. G. Jung. Eine praktische Orientierungshilfe. Düsseldorf: Patmos
Kast, V. (2015a) Paare. Wie Phantasien unsere Liebesbeziehung prägen. Stuttgart: Herder Verlag
Kast, V. (2015b) Albträume in der Psychotherapie. Ein klinisches Beispiel für das ressourcenorientierte Imaginieren. Berlin: Springer
Kast, V. (2016a) Die Dynamik der Symbole. Ostfildern: Patmos
Kast, V. (2016b) Abschied von der Opferrolle. Das eigene Leben leben. Vortrag, München
Kast, V. (2016c) Abschiedlich existieren – sich einlassen und loslassen. In: Frick, E., Vogel, R. (Hg.) Den Abschied vom Leben verstehen. Psychoanalyse und Palliative Care. Stuttgart: Kohlhammer, S. 105–117
Kast, V. (2016d) Altern. Immer für eine Überraschung gut. Ostfildern: Patmos
Kast, V. (2016e) Der Schatten in uns. Die subversive Lebenskraft. Ostfildern: Patmos
Kast, V. (2016f) Vom Sinn der Angst. Stuttgart: Herder Verlag
Kast, V. (2016g) Schöpferisch Leben. Ostfildern: Patmos
Kast, V. (2016h) Lass dich nicht leben, lebe. Stuttgart: Herder Verlag

Kirn, Th., Eichelmeyer, L., Engberding, M. (2009) Imagination in der Verhaltenstherapie. Berlin: Springer

Kutter, P., Müller, Th. (2008) Psychoanalyse. Eine Einführung in die Psychologie unbewusster Prozesse. Stuttgart: Klett-Cotta

Kearney, M. (2009) A Place of Healing: Working with Nature and Soul at the End. New Orleans: Spring Journal Books

Kleespies, W. (1998) Vom Sinn der Depression. Selbstwertstörungen im Blickwinkel der Analytischen Psychologie. Basel: Reinhardt Verlag

Kleespies, W. (2003) Angst verstehen und verwandeln. Angststörungen und ihre Bewältigung in der Psychotherapie. Basel: Reinhardt Verlag

Knapp, N. (2015) Der unendliche Augenblick. Warum Zeiten der Unsicherheit so wertvoll sind. Frankfurt a. M.: Rowohlt

Knox, J. (2003) Archetype, Attachement, Analysis: Jungian Analysis and the Emergent Mind. London: Routledge

Körner, J. (2016) Psychodynamische Interventionsmethoden. Göttingen. Vandenhoek & Ruprecht

Kohut, H. (1976) Narzissmus. Berlin: Suhrkamp

Kreuter-Hafer, B., Schörry-Volk, E., Seitz, A. (2016) Der Haus-Baum-Feuer-Wasser-Mensch-Test. Ein projektiver Test in der Analytischen Psychologie. Analyt. Kinder- u. Jugendlichenpychoth. 169, S. 97–126

Lambert, K. (1974) The personality oft he analyst in interpretation and therapy. In: Fordham, M., Gordon, R., Hubback, J., Lambert, K. (Hg.) Technique in Jungian Analysis. Vol. 2. London: William Heinemann Medical Books Ltd., S. 18–44

Leibig, M. (2014) Aktive Imagination mit Kindern und Jugendlichen. In: Dorst, B., Vogel, R.T. (Hg.) Aktive Imagination. Schöpferisch leben aus inneren Bildern. Stuttgart: Kohlhammer, S. 125–143

Lesmeister, R. (2009) Selbst und Individuation. Facetten von Subjektivität und Intersubjektivität in der Psychoanalyse. Brandes&Apsel

Leuner, H. (2005) Katathym Imaginative Psychotherapie. München: Huber Verlag

Lindemann, H. (2014) Die große Metaphern-Schatzkiste. Systemisch arbeiten mit Sprachbildern. Göttingen: Vandenhoek&Ruprecht

Lorenzer, A. (1985) Die Wahrheit der Psychoanalytischen Erkenntnis. Frankfurt a. M.: Suhrkamp

List, E. (2009) Psychoanalyse. Geschichte, Theorien, Anwendungen. Wien: Facultas

Lutz, Ch. (2016) Mythen und Märchen in der psychodynamischen Therapie von Kindern und Jugendlichen. Stuttgart: Kohlhammer

Madden, K.W. (Hg.) (2016) The unconscious roots of creativity. Ashville: Chiron Publications

Mader, J. (2005) Einführung in die Philosophie. Wien: facultas

Maerker, A. (2002) Alterspsychotherapie und klinische Gerontopsychologie. Berlin: Springer

Marlan, St. (2009) Archetypal Psychologies. Reflections in Honor of James Hillman. New Orleans: Spring Journal Books

Marlan, St. (2010) Facing the Shadow. In: Stein, M. (Hg.) Jungian Psychoanalysis. Working in the Spirit of C. G. Jung. Chicago: Open Court, S. 5–13

McMahon, P. (2014) Märchen als Ressource bei maladaptiven Schemata und pathogenen Komplexepisoden. Psychotherapie-Wissenschaft 4/2, S. 67–78

Meier, C.A. (1972) Die Bedeutung des Traumes. Olten: Walter Verlag

Meier, C.A. (1994) Die Empirie des Unbewussten. Einsiedeln: Daimon

Meier, C.A. (Hg.) (2014) Wolfgang Pauli und C. G. Jung. Ein Briefwechsel 1932–1958. Berlin: Springer

Meier, I. (2012) Komplexe und Schemata. Ein Vergleich von Konzepten der Analytischen Psychologie nach C. G. Jung und der Schematherapie nach Jeffrey Young. Psychotherapie-Wissenschaft 2(2), S. 95–102, abrufbar unter: https://www.psychotherapie-wissenschaft.info/index.php/psywis/article/view¬/192 (Zugriff am 22.05.2018)

Meier, I. (2017) Komplexe und Dissoziationen. Frankfurt a. M.: Brandes&Apsel

Melo de Matta, R. (2006) The use of sandplay therapy in treatament of children with obsessive-compulsive disorder. Unveröffentlichte Dissertation. Pontificia Universidade Catoloca de Sao Paulo

Mercurio, R.M. (2009) Imagination and Spirituality. Spring Journal 82, S. 13–24

Mertens, W. (2005) Psychoanalyse. Grundlagen, Behandlungstechnik und Anwendung. Stuttgart: Kohlhammer

Metzner, E. Lesmeister, R. (2001) »Der neue Mensch«. C. G. Jungs Denken im Spannungsfeld esoterischer Erneuerungsideen und faschistischer Ideologie. Anal. Psychol. 32(2), S. 138–157

Miller, J.C. (2004) The Transcendent Function. Jungs Model Of Psychological Growth Through Dialogue With The Unconscious. New York: State University of New York Press

Müller, L., Müller, A. (Hg.) (2003) Wörterbuch der Analytischen Psychologie. Ostfildern: Patmos

Müller, A., Müller, L. (2018) Praxis der Analytischen Psychologie. Ein Lehrbuch für eine integrative Psychotherapie. Stuttgart: Kohlhammer

Moho, A. (2016) Ein Regentropfen kehrt ins Meer zurück. Warum wir uns vor dem Tod nicht fürchten müssen. München: Berlin Verlag

Moura, V.L. (2018) Die Innenwelt sichtbar machen. Das Bildarchiv und seine Geschichte. In: Ammann, R., Kast, V., Riedel, I. (Hg.) Das Buch der Bilder. Schätze aus dem Archiv des C. G. Jung Instituts Zürich. Ostfildern: Patmos, S. 15–21

Neumann, E. (1959). Der schöpferische Mensch. Zürich: Rhein Verlag

Neumann, E. (1969) Das Kind. Zürich: Rhein Verlag

Neumann, E. (1992) Die Psyche als Ort der Gestaltung. Drei Eranos-Vorträge. Frankfurt a. M.: Fischer

Neumann, E. (1993) Tiefenpsychologie und neue Ethik. Frankfurt a. M.: Fischer

Noske, J. (2018) »Und weil ich frage, wer ich bin«. Zwischen Gegensätzen und Verhältnissen: Überlegungen zur Identitätsbildung struktrell gestörter Patienten. Anal. Psychol 189, S. 74–91

Orange, D.E., Atwood, G.E., Tolorow, R.D. (2015) Intersubjektivität in der Psychoanalyse: Kontextualismus in der psychoanalytischen Praxis. Frankfurt a. M.: Brandes&Apsel.

Orlinsky, D.E., Howard, K.I. (1987) A generic model of psychotherapy. In: Journal of Integrative & Eclectic Psychotherapy 6(1), S. 6–27

Otscheret, L. (2007) Kann eine Lehranalyse eine ausreichend gute Analyse sein? Anal. Psychol. 149, S. 270–276

Otscheret, J., Braun, C. (2005) Im Dialog mit dem Anderen. Intersubjektivität und Psychoanalyse und Psychotherapie. Frankfurt a. M.: Brandes&Apsel

Palmer, M. (1997) Freud and Jung on Religion. London: Routledge

Panksepp, J. (2004) Affective Neuroscience. The Foundation of Human and Animal Emotions. New York: Oxford University Press

Pargament, K.I. (2007) Spiritually Integrated Psychotherapy. New York: The Guilford Press

Péus, M. (2018) Der Tod ›tritt ein‹. Transformation in Todesnähe. Anal. Psychol. 189, S. 106–128

Polly-Eisendrath, P., Dawson, T. (Hg.) (1997) The Cambridge Compagnion to Jung. Cambridge: Cambridge University Press

Popp-Baier, U. (2010) Religionspsychologie. In: Mey, G., Mruck, K. (Hg.) Handbuch der qualitativen Forschung in der Psychologie. Berlin: Springer, S. 799–805

Potreck-Rose, F. (2017) Von der Freude, den Selbstwert zu stärken. Stuttgart: Klett-Cotta

Rafalski, M. (2011) Das individuelle Zusammenspiel der vier Grundfunktionen. Anal. Psychol. 164(42)/2), S. 170–195

Rafalski, M. (2018) Empfinden, Intuieren, Fühlen und Denken. Die vier psychischen Grundfunktionen in Psychotherapie und Individuation. Stuttgart: Kohlhammer

Rasche, J. (1992) Sandspiel in der kinderpsychiatrischen Diagnostik und Therapeutischen Beratung. Diss. FU Berlin

Reddemann, L. (2016) Imagination als heilsame Kraft. Zur Behandlung von Traumafolgen mit ressourcenorientierten Verfahren. Stuttgart: Klett-Cotta

Reddemann, L. (2017) Psychodynamisch Imaginative Traumatherapie. PITT – Das Manual. Stuttgart: Klett-Cotta

Reddemann, J., Stasing, J. (Hg.) (2013) Imagination. Tübingen: Psychotherapie Verlag

Remmler, H. (2001) Mit vierzig fängt das Leben an. Stuttgart: Kreuz Verlag

Riedel, I. (1969) Bildinterpretation. München: Chr. Kaiser Verlag

Riedel, I. (1986) Demeters Suche. Mütter und Töchter. Stuttgart: Kreuz Verlag

Riedel, I. (1999) Farben. In Religion, Gesellschaft und Psychotherapie. Stuttgart: Kreuz Verlag

Riedel, I. (2005) Bilder: In Psychotherapie, Kunst und Religion. Ein Schlüssel zur Interpretation. Stuttgart: Kreuz Verlag

Riedel, I. (2009) Die innere Freiheit des Alters. Ostfildern: Patmos

Riedel, I. (2010) Träume – der Anfang von Allem. Den inneren Wegweisern folgen – neue Lebensräume entdecken. Freiburg i.Br.: Herder Verlag

Riedel, I. (2013) Stark wie der Tod ist die Liebe. Das Hohelied. Mit Bildern von Renate Gier. Ostfildern: Patmos Verlag

Riedel, I. (2015) Lebensphasen Lebenschancen. Munderfing: fischer&gann

Riedel, I. (2017a) Die Welt im Spiegel der Seele. Gelebte Spiritualität. Ostfildern: Patmos

Riedel, I. (2017b) Malen aus dem Unbewussten. Analytische Maltherapie bei schwereren Störungen. In: v. Spreti, F., Martius, Ph., Steger, F. (Hg.) Kunst-Therapie. Wirkung, Handwerk, Praxis. Stuttgart: Schattauer, S. 301–309

Riedel, I., Henzler, Ch. (2016) Maltherapie. Auf der Basis der Analytischen Psychologie C. G. Jungs. Ostfildern: Patmos

Riedel, I. (2018) Malen aus dem Unbewussten. In: Ammann, R., Kast, V., Riedel, I. (Hg.) Das Buch der Bilder. Schätze aus dem Archiv des C. G. Jung Instituts Zürich. Ostfildern: Patmos, S. 238–248

Roesler, Ch. (2009) Archetypen – sozial, nicht biologisch. Eine Reformulierung der Archetypentheorie auf Grundlage neuer Erkenntnisse aus Neurowissenschaften, Humangenetik, Entwicklungs- und Kulturpsychologie Anal. Psychol. 157, S. 276–302

Roesler, Ch. (2010) Analytische Psychologie heute. Der aktuelle Stand der Forschung zur Psychologie C. G. Jungs. Basel: Karger

Roesler, Ch. (2012) Archetypen – Ein zentrales Konzept der Analytischen Psychologie. Anal. Psychol. 43(4), S. 487–509

Roesler, Ch. (2014) Empirisch gut bestätigt. Die Wirksamkeit der Jungschen Psychotherapie – ein Überblick über den empirischen Forschungsstand. Zeitschr. F. Anal. Psychol. 167(43), S. 28–53

Roesler, Ch. (2016) Das Archetypenkonzept C. G. Jungs. Theorie, Forschung und Anwendung. Stuttgart: Kohlhammer

Roesler, Ch. (Hg.) (2018) Research in Analytical Psychology. Empirical Research. London: Routledge

Rollins, H.E. (1958) The letters of John Keats 1814–1821. Cambridge, Massachusets: Harvard University Press

Roth, W. (2009) C. G. Jung verstehen. Grundlagen der Analytischen Psychologie. Ostfildern: Patmos

Salman, S. (2010) Peregrinations Of Active Imagination. The Elusive Quintessence in the Postmodern Labyrinth. In: Stein, M. (Hg.) Jungian Psychoanalysis. Working in the spirit of C. G. Jung. Chicago: Open Court, S. 118–133

Sandovall, J.M., Knapp, J.C. (Hg.) (2017) Psychology as the Discipline of Interiority. London: Routledge

Samuels, A. (1989) Jung und seine Nachfolger. Stuttgart: Klett-Cotta
Schaupp, W. (2017) Die spirituelle Dimension des Schmerzes. Spiritual Care 6/2, S. 285–293
Schimkus, M., Struck, U. (Hg.) (2016) Selbst, Ich und Wir. Theorie und Praxis der analytischen Gruppenpsychotherapie, Frankfurt a. M.: Brandes&Apsel
Schlegel, M., Zeier, H. (1982) Psychophysiologische Aspekte des Assoziationsexperiments und Normdaten zu einer Reizwörterliste. Analyt. Psychol. 13 (2), S. 76–92
Schlegel, F. (1959) Kritische Ausgabe seiner Werke. Bd. 18. Paderborn: Verlag F. Schaningh
Schmid, W. (2016) Philosophie der Lebenskunst – Eine Grundlegung. Frankfurt a. M.: Suhrkamp
Schwartz-Salant, N. (1991) Die Borderline-Persönlichkeit. Vom Leben im Zwischenreich. Olten: Walter Verlag
Schmid, W. (2016) Das Leben verstehen. Berlin: Suhrkamp
Schmid, W. (2017) Schönes Leben? Einführung in die Lebenskunst. Frankfurt a. M.: Suhrkamp
Schmucker, M., Köster, R. (2014) Praxishandbuch IRRT. Imaginary Rescripting & Reprocessing Therapy bei Traumafolgestörungen, Angst, Depression und Trauer. Stuttgart: Klett-Cotta
Schnocks, D. (2009) Mit C. G. Jung sich selbst verstehen. Acht Erkenntnisaufgaben auf unserem Individuationsweg. Stuttgart: Kohlhammer
Schwery, W. (2008) Das Böse oder die Versöhnung mit dem Dunklen Bruder. Studienreihe zur Analytische Psychologie Bd. 2. Würzburg: Königshausen und Neumann
Sedgwick, D. (2017). The Wounded Healer. Countertransference from an Jungian Perspective. London: Routledge
Seidenfuß, J. (1979) Teleologische Erklärungen Psychosozialer Störungen. Frankfurt: Peter Lang
Seitz, A. (2016) Die Sandspieltherapie nach Dora M. Kalff. Analyt. Kinder- und Jugendlichenpsychoth. 169, S. 63–90
Shamdasani, S. (Hg.) (1998) C. G. Jung – Die Psychologie des Kundalini Yoga. Nach Aufzeichnungen des Seminars 1932. Düsseldorf: Walter
Singer, J. (1994) Boundaries oft he Soul. The practice of Jung's psychology. New York: Anchor Books
Stein, M. (2000) C. G. Jungs Landkarte der Seele. Eine Einführung. Düsseldorf: Walter
Stieglitz, R.-D., Freyberger, H.J. (Hg.) (2016) Diagnostik in der Psychotherapie. Ein Praxisleitfaden. Stuttgart: Kohlhammer
Stierlin, H. (1987) Ko-Evolution und Ko-Individuation. In: Stierlin, H., Simon, F., Schmid, G. (Hg.) Familiäre Wirklichkeiten. Stuttgart: Klett-Cotta, S. 126–138
Tabatabai, M. (2017) Psychodynamik und Paartherapie. Anima und Animus. Ärzteblatt PP 16, S. 393–394

Taubner, S. (2015) Konzept Mentalisieren. Eine Einführung in Forschung und Praxis. Gießen: Psychosozial

Thünker, J., Pietrowski, R. (2011) Alpträume. Ein Therapiemanual. Göttingen: Hogrefe

Titze, D. (2017) Unvermittelt vermittelt. Kunst&Therapie 2017/1, S. 32–36

Ullmann, H., Friedrichs-Dachale, A., Bauer-Neustädter, W., Linke-Stilliger, U. (2017) Katathym Imaginative Psychotherapie (KIP). Stuttgart: Kohlhammer

Utsch, M., Bonelli, R.M., Pfeifer, S. (2014) Psychotherapie und Spiritualität. Berlin: Springer

Vogel, R.T. (1999) »Aufs Tiefste unvorbereitet«. Zur Psychotherapie in der zweiten Lebenshälfte. In: Pulverich, G. (Hg.) Altwerden: Lust oder Frust? Eine Herausforderung für die Psychologie. dpv, Bonn, S. 39–49

Vogel, R.T. (2001) Stationäre Psychotherapie. Einführung und Überblick. In: Vogel, R.T. (Hg.) Die Psychotherapiestation. Praxis und Forschung in der Stationären Psychotherapie eines psychiatrischen Versorgungskrankenhauses. Gießen: Psychosozial Verlag, S. 14–45

Vogel, R.T. (2008) Wo soll das alles enden? Das Finalitätsprinzip C. G. Jungs im Angesicht des Todes. Jung-Journal 19/20, S. 49–52

Vogel, R.T. (2011) Psychotherapie Auf Palliativstationen. Empirische Bestandsaufnahme. Psychotherapeut 56/5, S. 379–385

Vogel, R.T. (2012) Analytische Psychologie und die ihr angemessenen Forschungsmethoden. Zeitschr. f. Anal. Psychol. 167/34, S. 74–105

Vogel, R.T. (2014) »Der geheimnisvolle Weg geht nach Innen« – Grundlagen und Praxis der Aktiven Imagination. In: Dorst, B., Vogel, R.T. (Hg.) Aktive Imagination. Schöpferisch leben aus inneren Bildern. Stuttgart: Kohlhammer, S. 15–50

Vogel, R.T. (2012) Todesthemen in der Psychotherapie. Ein integratives Handbuch zur Arbeit mit Sterben, Tod und Trauer. Stuttgart: Kohlhammer

Vogel, R.T. (2013a) Existenzielle Themen in der Psychotherapie. Stuttgart: Kohlhammer

Vogel, R.T. (2013b) Vom Aushalten des Gegensätzlichen. Die gemeinsame Basis der Analytischen Psychologie und der klassischen chinesischen Philosophie oder: Meine Begegnung mit Verena Kast in China. Festvortrag zum 70. Geburtstag von Verena Kast in Zürich. Analyt. Psychol.171/2, S. 252–256

Vogel, R.T. (2014) Schicksal und Psychotherapie«. Therapieschulübergreifende Anregungen. Berlin: Springer

Vogel, R.T. (2015a) Der Tod ist groß, wir sind die Seinen. Mit dem Sterben leben lernen. Ostfildern: Patmos

Vogel, R.T. (2015b) Das Dunkle im Menschen. Einführung in das Schattenkonzept der Analytischen Psychologie. Stuttgart: Kohlhammer

Vogel, R.T. (2015c) Unlösbar. Existenzielle Themen in Beratung und Therapie. Kontext 46(1), S.42–48

Vogel, R.T. (2016a) C.G. Jung für die Praxis. Zur Integration jungianischer Methoden in psychotherapeutische Behandlungen. Stuttgart: Kohlhammer

Vogel, R.T. (2016b) Alchemie und Beziehung. In: Gödde, G., Stehle, S. (Hg.) Die therapeutische Beziehung in der psychodynamischen Psychotherapie: Ein Handbuch. Gießen: Psychosozial, S. 385–404

Vogel, R.T. (2016c) Selbst und Tod. In: Frick, E., Vogel, R.T. (Hg.) Den Abschied vom Leben verstehen. Stuttgart: Kohlhammer, S. 79–104

Vogel, R.T. (2016d) Aktive Imagination in der Gruppe. In: Schimkus, M., Struck, U. (Hg.) Selbst, Ich und Wir. Theorie und Praxis der analytischen Gruppenpsychotherapie, Frankfurt a. M.: Brandes&Apsel, S. 158–164

Vogel, R.T. (2017a) Individuation und Wandlung. Der »Werdensprozess der Seele« in der Analytischen Psychologie C.G. Jungs. Stuttgart: Kohlhammer

Vogel, R.T. (2017b) Todeskünste. Tod und Sterben in der Kunst(therapie). In: v. Spreti, F., Martius, Ph., Steger, F. (Hg.) KunstTherapie. Wirkung, Handwerk, Praxis. Stuttgart: Schattauer, S. 291–300

v. d. Tann, M., Erlenmeyer, A. (1993). C.G. Jung und der Nationalsozialismus. Texte und Daten, im Auftrag der Dt. Ges.f. Anal. Psychol., erweiterte Auflage.

v. Franz, M.-L. (1980) Über einige Aspekte der Übertragung. In: Dieckmann, H. (Hg.) Übertragung und Gegenübertragung. Hildesheim: Gerstenberg Verlag, S. 217–229

v. Franz, M.-L. (2001) C.G. Jung. Leben, Werk und Visionen. Krummwisch: Königsfurt Verlag

v. Franz, M.-L. (2012) Der Schatten und das Böse im Märchen. Küsnacht: Verlag Stiftung für Jung'sche Psychologie

v. Franz, M.-L. (2014) Archetypische Dimensionen der Seele Bd. 4. Einsiedeln: Daimon Verlag

v. Gontard, A. (2007) Theorie und Praxis der Sandspieltherapie. Ein Handbuch aus kinderpsychiatrischer und analytischer Sicht. Stuttgart: Kohlhammer

v. Guretzky, B. (2014) Zur Begriffsgeschichte der Synchronizität. Anal. Psychol. 175/45, S. 56–83

v. Heydwolff, A. (2000) Diagnostik in der Analytischen Psychologie nach C.G. Jung. Begegnung im lebendigen Psychischen. In: Laireiter, A.-D. (Hg.) Diagnostik in der Psychotherapie. Wien: Springer, S. 85–94

v. Uffelen, T. (2017) C.G. Jungs Assoziationsexperiment im Vergleich mit ausgewählten standardisierten klinischen Instrumenten. Empirische Ergebnisse – Eine Gegenüberstellung. Inauguraldissertation. Frankfurt/O.: Europa-Universität Viadrina

Wampold, B. (2017) What (really) works in therapy? Vortrag auf der internationalen systemischen Forschungstagung in Heidelberg. In: Dittrich, K.: Systemische Forschung: Grundlagen der Psychotherapie. Ärzteblatt PP 16/7, S. 276

Wehr, G. (1993) Selbsterfahrung durch C.G. Jung. Augsburg: Pattoch

Wöller, W. (2016) Der ausreichend gute Therapeut. Psychotherapeut 61, S. 105–109

Wolf, St. (2018) »Routine ist ein Irrweg«. Über Ähnlichkeit zwischen künstlerisch-kreativer und psychoanalytischer Arbeit. Analy. Psychol. 189, S. 50–73

Wittkowski, J. (1978) Tod und Sterben – Ergebnisse der Thanatopsychologie. Heidelberg: UTB

Yalom, I. (2000) Existenzielle Psychotherapie. Köln: Edition Humanistische Psychologie

Yalom, I. (2001) Jeden Tag ein bisschen näher. Eine ungewöhnliche Geschichte. München: btb

Yalom, I. (2005) Die Schopenhauer-Kur. Berlin: btb Random House

Yalom, I. (2010) Theorie und Praxis der Gruppenpsychotherapie. Ein Lehrbuch. Stuttgart: Klett-Cotta

Zoja, E.P. (2010) Sandplay. In: Stein, M. (Hg.) Jungian Psychoanalysis. Chicago: Open Court, S. 141–149

Zoja, E.P. (2012) Expressive Sandarbeit. Eine Methode psychologischer Intervention in Katastrophengebieten und extremen soziale Notlagen. Gießen: Psychosozial

Zweig, C., Abrams, J. (Hg.) (1990) Meeting the Shadow. The Hidden Power oft the Dark Side of Human Nature. New York: Penguin

Sachwort- und Personenverzeichnis

A

Abwehr   28, 37, 49 f., 60, 65, 126
Amplifikation   104, 107, 122, 124, 143
Angst   41, 49, 62, 64, 73, 110, 148
Asien   16, 24, 40, 87, 113
Assoziation   104, 107
Assoziationsexperiment   16 f., 47, 89

B

Bewusstsein   27, 33, 50, 70, 77, 98, 151
Bipolarität   31, 60, 85
Borderline   57, 146, 148
Buber, Martin   157

C

chinesisch   33, 44, 95

D

Dao   24, 33, 44, 87, 95
Depression   73, 110, 148
Dissoziabilität   50, 54, 146, 148

E

Einheitswirklichkeit   112
Einsamkeit   48, 138

Erkenntnistheorie   46, 109, 159
Existenzialismus   53, 79

F

Freiheit   127, 147
Freud, Sigmund   15, 71, 83, 86, 130
Freude   52, 73

G

Ganzheit   34–36, 40, 43, 46 f., 55, 62, 69, 75, 86, 148, 155
Gestalttherapie   122

H

Heidegger, Martin   53, 59, 79, 85
Hermeneutik   30, 109, 159
Hillman, James   11, 19, 22, 31, 66, 79, 82, 95, 101, 104, 113, 127, 131

I

Imaginology   160
Indikation   122, 146 f.

J

Jenseits   143

K

Kast, Verena 15, 17, 41, 46 f., 50, 53, 57, 68, 73, 75, 88, 98, 104, 107, 112, 114, 117, 123, 125, 128, 143, 148, 153 f., 167
kausal 38, 42, 72, 92, 105, 159
Keats, John 80
Kohut, Heinz 144
Kompensation 22, 46, 75, 107
komplementär 46, 107, 143
krank 34, 39, 43, 52, 58, 86, 126
Kunst 17, 108, 117 f., 123, 156
Kunsttherapie 23, 118

L

Lebenskunst 12, 53, 56
Lebensmitte 58, 124 f.
Lehranalyse 128, 130, 165

M

Märchen 29, 55, 108, 122, 125
Mythen 29, 55, 108, 122, 125

N

Neumann, Erich 18, 30, 34, 57, 64 f., 112, 150 f.

O

Opazität 11, 26
OPD 50, 53, 91

P

Passung 90, 146 f.
Philosophie 12, 17, 21, 24, 38, 44, 53, 59, 79, 157, 163

R

Religion 45, 86–88
Riedel, Ingrid 25, 55, 81, 88, 106, 117, 119, 123, 125–127
Rogers, Carl 40
Romantik 24, 27, 77, 80, 96, 98

S

Sartre, Jean-Paul 53
Schematherapie 23, 48
Seele 29, 40, 43, 68, 71, 77 f., 86, 88, 106, 113, 121, 126
Selbstaktualisierung 40
Sinn 40, 42, 56, 58, 84, 86, 96, 98, 107, 116, 124, 126, 147
soul-making 80, 113
Spiritualität 87 f., 112
spirituell 61, 70, 87 f., 112, 146, 149
Störung 127, 146–148
Synchronizität 42
synthetisch 39, 152

T

Tod 78, 84–86, 124, 127, 147
Transzendente Funktion 44

V

Verhaltenstherapie 38, 48, 70, 76, 111

W

Wissenschaft 12 f., 16, 21, 24, 30, 87, 159 f., 163

Y

Yalom, Irvin 12, 39, 73, 147, 157

Z

Ziel 33–35, 39–41, 53, 58, 64, 72, 85, 87, 98, 148

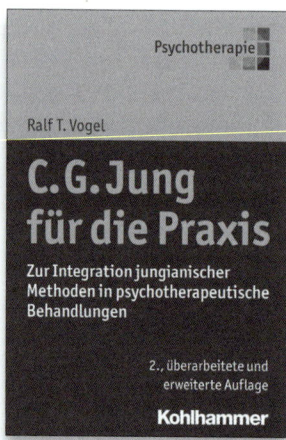

Ralf T. Vogel

C. G. Jung für die Praxis

Zur Integration jungianischer Methoden in psychotherapeutische Behandlungen

2., überarb. und erw. Auflage 2016
219 Seiten. Kart.
€ 34,–
ISBN 978-3-17-026852-4

Jungianische Methoden erleben in der angewandten Psychotherapie eine Renaissance: Imaginationstechniken gehören zum Standardrepertoire vieler psychodynamisch ausgebildeter Kollegen, die Einbeziehung von Märchen gilt besonders bei „schwierigen" Patienten als wichtige Methode, und jungianische Traumbetrachtungen erweitern klassische Konzepte um unverzichtbare Aspekte. Trotzdem können oder wollen sich nicht alle Therapeuten einer Ausbildung in jungianischer Psychoanalyse unterziehen. Ein Kompromiss ist die fundierte Integration jungianischen Denkens und der daraus abgeleiteten Methoden in die bisherige therapeutische Arbeit. Dem soll dieses Buch dienen. Die zweite Auflage wurde überarbeitet und in einigen Aspekten erweitert.

Leseproben und weitere Informationen unter www.kohlhammer.de

W. Kohlhammer GmbH
70549 Stuttgart

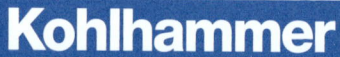

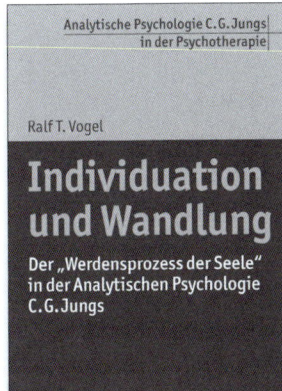

Ralf T. Vogel

Individuation und Wandlung

Der „Werdensprozess der Seele" in der Analytischen Psychologie C. G. Jungs

2017. 151 Seiten mit 5 Abb. Kart.
€ 26,-
ISBN 978-3-17-028420-3

Analytische Psychologie C. G. Jungs in der Psychotherapie

Das alte „Werde, der Du bist" bestimmt die abendländische Auffassung von der Entwicklung des Menschen bis heute. In der Tiefenpsychologie hat C. G. Jung dieses Prinzip unter der Bezeichnung „Individuation" als psychotherapeutische Leitlinie, aber auch als „Anleitung" für ein selbstbestimmtes, authentisches, jedoch sehr bezogenes Leben formuliert. Ziel ist die „geeinte und einzigartige Persönlichkeit" (Jung). Das Buch erläutert in moderner Sprache Jungs Auffassungen, deren Weiterentwicklungen und philosophischen sowie wissenschaftlichen Fundierungen.

Leseproben und weitere Informationen unter www.kohlhammer.de

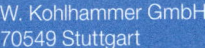
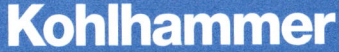

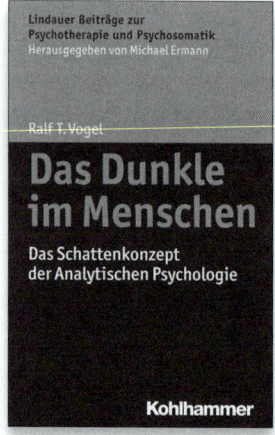

Ralf T. Vogel

Das Dunkle im Menschen

Das Schattenkonzept der Analytischen Psychologie

2015. 86 Seiten mit 16 Abb. Kart.
€ 19,99
ISBN 978-3-17-028408-1

Lindauer Beiträge zur Psychotherapie und Psychosomatik

Ausgehend von C. G. Jungs zunächst biographisch erfahrenen und dann wissenschaftlich weiterentwickelten Auffassungen des Ungeliebten, Abgewehrten und Nicht-Gelebten im Menschen, werden moderne Schattenkonzepte vorgestellt und individual- bzw. sozialpsychologisch angewandt. Anschließend werden psychotherapierelevante Methoden entwickelt, sich dem anzunähern, „was das Subjekt nicht anerkennt und was sich ihm doch immer wieder – direkt oder indirekt – aufdrängt" (Jung). In diesen praktischen Konsequenzen zeigt sich die Nähe der Schattenkonzeption zu Fragen moderner Philosophien und Psychologien.

Leseproben und weitere Informationen unter www.kohlhammer.de

W. Kohlhammer GmbH
70549 Stuttgart

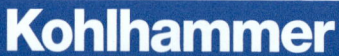